告别
心脑血管病

饮食+理疗+中医调养

赵春杰　主编

U0200790

华龄出版社
HUALING PRESS

责任编辑：郑建军

责任印制：李未圻

图书在版编目（CIP）数据

告别心脑血管病 / 赵春杰主编． -- 北京 ： 华龄出
版社， 2020.2

ISBN 978-7-5169-1653-7

Ⅰ．①告… Ⅱ．①赵… Ⅲ．①心脏血管疾病－防治②
脑血管疾病－防治 Ⅳ．① R54 ② R743

中国版本图书馆 CIP 数据核字（2019）第 299442 号

书　　　名：告别心脑血管病

作　　　者：赵春杰

出　版　人：胡福君

出版发行：华龄出版社

地　　　址：北京市东城区安定门外大街甲 57 号　　　邮　　编：100011

电　　　话：010-58122246　　　　　　　　　　　传　　真：010-84049572

网　　　址：http://www.hualingpress.com

印　　　刷：北京彩虹伟业印刷有限公司

版　　　次：2020 年 5 月第 1 版　　　2020 年 5 月第 1 次印刷

开　　　本：710×1000　　1/16　　　　　　　　　印　　张：14

字　　　数：200 千字

定　　　价：68.00 元

第一章	心脑血管疾病的基本常识	

一、什么是心脑血管疾病

二、心脑血管病的常见症状

心血管疾病的症状 ………………… 3

心血管病十大预警信号 …………… 4

脑血管病十大预警信号 …………… 6

三、常见心脑血管病症

冠心病 ……………………………… 6

脑中风 ……………………………… 7

高血压 ……………………………… 8

高脂血症 …………………………… 9

心律失常 ………………………… 10

偏头痛 …………………………… 11

头痛 ……………………………… 12

四、心脑血管病的危害

五、如何远离心脑血管疾病

"五大限制"帮预防 ……………… 14

九种食物宜多吃 ………………… 14

六种零食有益处 ………………… 16

五类习惯要养好 ………………… 16

第二章	对心脑血管有益的食物	

第一节　蔬菜类

胡萝卜/补肝明目护心脑 ………… 18

茄子/清热消肿健血管 …………… 20

冬瓜/消热利水又降脂 …………… 22

油菜/降脂奇兵 …………………… 24

洋葱/扩张血管防血栓 …………… 26

苦瓜/保护心肌降血压 …………… 28

南瓜/促进造血降血糖 …………… 30

菠菜/降糖降压防中风 …………… 32

芹菜/平肝养血又降压 …………… 34

茼蒿/养心安神补大脑 …………… 36

竹笋/开胃稳糖又降压 …………… 38

生菜/促进胆固醇排泄 …………… 40

大白菜/软化血管防血栓 ………… 42

豇豆/富含烟酸调血糖 …………… 44

番茄/保护血管抗氧化 …………… 46

空心菜/软化血管降血压 ………… 48

白萝卜/降脂降压利消化 ………… 50

黄豆芽/清热养血补心脑 ………… 52

第二节　水果类

柿子/保护血管降血压 …………… 54

西瓜/软化血管降血脂 …………… 56

苹果/扩张血管排钠盐 …………… 58

柑橘/扩张血管抗氧化 …………… 60

猕猴桃/改善循环防血栓 ………… 62

目录

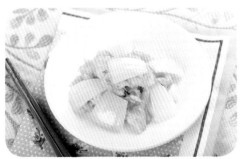

柠檬/降糖降压护血管 …………… 64

草莓/营养血管防硬化 …………… 66

葡萄/降低血压防血栓 …………… 68

桑椹/滋阴养血降血脂 …………… 70

第三节　五谷豆类

红薯/低脂低热低胆固醇 ………… 72

玉米/降胆固醇护血管 …………… 74

荞麦/扩张血管护心脑 …………… 76

蚕豆/健脾利湿缓硬化 …………… 78

黄豆/减少胆固醇堆积 …………… 80

绿豆/解毒又降胆固醇 …………… 82

黑豆/降胆固醇护血管 …………… 84

第四节　菌菇海产类

黑木耳/清血降脂防硬化 ………… 86

香菇/降低血脂护血管 …………… 88

海带/降脂降压护心脑 …………… 90

鲫鱼/降低血液黏稠度 …………… 92

海参/修复血管调血脂 …………… 94

草鱼/平降肝阳促循环 …………… 96

带鱼/降低血脂护血管 …………… 98

第五节　干果类

花生/排胆固醇护心脑 ………… 100

核桃/护心养脑抗氧化 ………… 102

杏仁/降糖降压护血管 ………… 104

腰果/软化血管又降压 ………… 106

第三章　防治心脑血管疾病常用中药材

丹参/活血通经护心脑 ………… 110

赤芍/清热凉血兼散瘀 ………… 112

当归/补血活血降血压 ………… 114

川芎/活血行气抗血栓 ………… 116

三七/散瘀止血溶血栓 ………… 118

绞股蓝/清热解毒护心肌 ……… 120

山楂/活血通脉助消化 ………… 122

夏枯草/清肝泻火降血压 ……… 124

银杏叶/活血化瘀清血管 ……… 126

泽泻/清热利湿防硬化 ………… 128

天麻/平肝息风降血压 ………… 130

酸枣仁/宁心安神降血压 ……… 132

玉竹/养阴润燥强心肌 ………… 134

槐花/凉血止血护血管 ………… 136

何首乌/降脂降压抗硬化 ……… 138

黄芪/补气固表护心脏 ………… 140

葛根/解肌退热扩血管 ………… 142

人参/大补元气防硬化 ………… 144

西洋参/补气养阴护血管 ………… 146

红花/活血化瘀护心脑 ………… 148

白果/敛肺定喘通血管 ………… 150

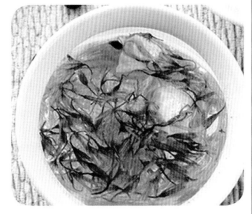

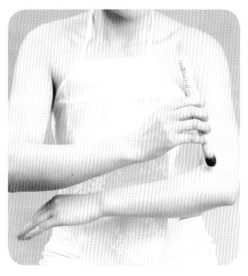

第四章 手到病除——穴位理疗心脑血管病

第一节 找准穴位的方法技巧

骨度分寸法 ………… 154

手指比量法 ………… 155

自然标志取穴法 ………… 155

第二节 特效穴位护心脑血管

膻中穴/理气止痛护心胸 ………… 156

天池穴/宽胸理气化血瘀 ………… 157

神阙穴/回阳救逆平血脂 ………… 158

关元穴/补肾培元促循环 ………… 159

心俞穴/理气宁心补气血 ………… 160

天泉穴/活血通脉解胸闷 ………… 161

劳宫穴/清心安神健心脏 ………… 162

郄门穴/宽胸止血宁心气 ………… 163

内关穴/理气止痛护心脏 ………… 164

百会穴/醒脑开窍安神志 ………… 165

四神聪穴/镇静安神清头目 ………… 166

头维穴/祛风泻火通血脉 ………… 167

神庭穴/安神醒脑清头风 ………… 168

印堂穴/清头明目通鼻窍 ………… 169

太阳穴/止痛醒脑振精神 ………… 170

风池穴/平肝息风治头痛 ………… 171

风府穴/疏散风邪通官窍 ………… 172

翳风穴/聪耳通窍散内热 ………… 173

天柱穴/提神醒脑疏风邪 ………… 174

曲池穴/疏风清热降脂降压 ………… 175

列缺穴/治头痛项强要穴 ………… 176

通里穴/清热安神调心脉 ………… 177

丰隆穴/祛痰除湿降血脂 ………… 178

三阴交穴/行气活血通经络 ………… 179

地机穴/健脾调经调血脂 ………… 180

悬钟穴/行气活血清髓热 ………… 181

涌泉穴/养生防病万金油 ………… 182

头痛
按摩疗法·····················186
艾灸疗法·····················187
刮痧疗法·····················188
拔罐疗法·····················189

高血压和高血压性心脏病
按摩疗法·····················192
艾灸疗法·····················193
拔罐疗法·····················194
刮痧疗法·····················195

心律失常
按摩疗法·····················198
艾灸疗法·····················199
刮痧疗法·····················200
拔罐疗法·····················201

高脂血症
按摩疗法·····················203

艾灸疗法·····················204
刮痧疗法·····················205
拔罐疗法·····················206

偏头痛
按摩疗法·····················208
艾灸疗法·····················209
刮痧疗法·····················210
拔罐疗法·····················211

动脉粥样硬化
按摩疗法·····················213
艾灸疗法·····················214
拔罐疗法·····················215

冠心病
按摩疗法·····················217
刮痧疗法·····················218

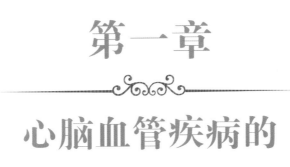

第一章

心脑血管疾病的

基本常识

一、什么是心脑血管疾病

心脑血管疾病是心脏血管和脑血管疾病的统称，泛指由于高脂血症、血液黏稠、动脉粥样硬化、高血压等所导致的心脏、大脑及全身组织发生的缺血性或出血性疾病。心脑血管疾病是一种严重威胁人类，特别是50岁以上中老年人健康的常见病，具有高患病率、高致残率和高死亡率的特点，即使应用目前最先进、完善的治疗手段，仍可有50%以上的脑血管意外幸存者生活不能完全自理，全世界每年死于心脑血管疾病的人数高达1500万人，居各种死因首位。

心脑血管疾病是全身性血管病变或系统性血管病变在心脏和脑部的表现。其病因主要有4个方面：动脉粥样硬化、高血压性小动脉硬化、动脉炎等血管性因素；高血压等血流动力学因素；高脂血症、糖尿病等血液流变学异常；白血病、贫血、血小板增多等血液成分因素。相关危险因素有以下几个方面：

高血压

长期高血压可使脑动脉血管壁增厚或变硬，管腔变细。当血压骤升时，脑血管容易破裂发生脑出血；或已硬化的脑部小动脉形成一种粟粒大小的微动脉瘤，当血液波动时微动脉流破裂而造成脑出血；或高血压加快动脉硬化过程，动脉内皮细胞液受到损伤，血小板易在伤处聚集，又容易形成脑血压栓，引发心脑血管疾病。

血液黏稠

现代生活节奏紧张，家庭、事业的压力越来越大，人们的情绪也愈来愈不稳定；同时，过量饮酒、摄入太多食物脂肪、缺少必要的运动，加之生活环境的污染，空气中的负离子含量急剧下降，摄入体内的负离子也就不足，这些因素直接导致人体新陈代谢速度减慢，血液流速会减慢，血黏度迅速升高，造成心脑供血不足，如果不及时预防、调理，将会引发冠心病、高血压、脑血栓、脂肪肝等心脑血管疾病。

吸烟

吸烟者比不吸烟者发病率高得多，蛛网膜下腔出血多3～5.7倍，脑梗死的危险因素中，吸烟占第一位。烟碱可促使血浆中的肾上腺素含量增高，促使血小板聚集和内皮细胞收缩，引起血液黏滞因素的升高。

血管壁平滑肌细胞非正常代谢

众所周知，血管组织和人体的其他组织一样在一定周期内完成新陈代谢的过程，但是由于新的细胞组织不能正常的形成，使血管壁本身存在"缺陷"这样就容易产生炎症血管收缩不畅，就像是一条破烂不堪的旧管道，随时都有阻塞或破裂的可能。血管是血液流通的重要通道，同时他也受神经系统的支配，因此神经系统不正常也能够导致供血的紊乱。所以心脑血管疾病的成因是多方面的，千万不要单纯的考虑血液的变化对血管的影响，要全面的考虑，仔细的分析心脑血管疾病产生的原因，进行多元化的治疗才是最有效和最根本的。

酗酒

酒精摄入量对于出血性卒中有直接的剂量相关性。每天酒精摄入大于50克者，发生心脑梗死的危险性增加。长期大量饮酒可使血液中血小板增加，进而导致血流调节不良、心律失常、高血压、高血脂，使心脑血管病更容易发生。

糖尿病

糖尿病是心脏病或缺血性卒中的独立危险因素，随着糖尿病病情进展，会逐渐出现各类心脑血管并发症，如冠状动脉粥样硬化、脑梗、下肢动脉粥样硬化斑块的形成等。

其他因素

如肥胖、胰岛素抵抗、年龄增长、性别（男性发病高于女性）、种族、遗传等都是与心脑血管疾病相关的危险因素。

二、心脑血管病的常见症状

心血管疾病的症状

心血管疾病，又称为循环系统疾病，是一系列涉及循环系统的疾病，循环系统指人体内运送血液的器官和组织，主要包括心脏、血管（动脉、静脉、微血管），可以细分为急性和慢性，一般都是与动脉硬化有关。

心悸

心悸是主观感觉及客观征象的综合征状心血管疾病。主观上患者感觉心脏跳动快速、不整或搏动有力。客观检查可见心跳频率过快、过缓或不齐，即有心律和心律的变化。

呼吸困难

胸部的各种器官都可以出现呼吸困难的症状。如脑梗死，肺炎，急性气胸，气道堵塞，胸壁肌肉炎症，肋骨骨折等，甚至皮肤带状疱疹的疾病疼痛也可以导致呼吸困难。心脏病的呼吸困难多为渐进性，逐步加重。

运动性呼吸困难：心脏病患者在常人不会发生呼吸困难的活动量时出现症状，而且恢复慢甚至于不恢复。

端坐呼吸：患者表现不能平卧或不能长时间地平卧，斜靠位甚至端坐。

阵发性夜间呼吸困难：又称为"心源性哮喘"，以区别于肺脏疾病引起的哮喘。发生机制除上述的两点外，入睡后呼吸中枢敏感性降低，肺脏淤血到一定程度造成明显的缺氧，使患者从睡梦中惊醒时已感到呼吸极度困难。患者立即从卧位改变为坐位，甚至站立位，症状才能逐渐缓解。

急性肺水肿：是最严重的一类型呼吸困难，可以危及患者生命，需要急症处理。患者表现为极度呼吸困难，端坐呼吸，明显的缺氧，不断咳粉红色泡沫样痰。

紫绀

紫绀是体征，指黏膜和皮肤呈青紫色。体内还原血红蛋白（未经氧饱和的血红蛋白）绝对值超过5vol%～7vol%的不饱和度。紫绀的机制为缺氧血，血红蛋白过多，及血液淤滞。有中心型及周边型两种。

中心型：指发生于心脏及肺脏器官水平的紫绀。动脉血因氧饱和不足或混有过多的未经氧合的血液。多见于由右到左分流的先天性心脏病，如法乐氏四联症、艾森曼格氏综合征等，及因肺动脉压升高致间隔缺损晚发右至左分流。肺脏病变致血液氧合障碍也是中心型紫绀的重要原因。在重度心力衰竭时，肺脏淤血影响氧合产生中心型紫绀。中心型紫在运动时加重。长期血氧不饱和可以出现血红蛋白增多及杵状指趾。

周边型紫绀：见于周围血流速度过于缓慢，单位时间内组织摄取过多的血氧。周边型紫绀在活动时并无明显加重。

心力衰竭时血流缓慢，周边组织摄氧多。因此其紫绀综合了两种形式。

眩晕

眩晕是临床上常见的症状，是人体对于空间关系的定向感觉障碍或平衡感觉障碍，使患者自觉周围景物或自身在旋转及摇晃，眩晕发作时常伴有平衡失调、站立不稳及恶心、呕吐、面色苍白出汗、心动过缓、血压下降等自主神经功能紊乱症状。

晕厥

晕厥是由于一时性广泛的脑缺血、缺氧，导致大脑皮质一过性功能障碍，引起突然的、可逆的、短暂的意识丧失的一种临床病征。在发生意识丧失前常伴有面色苍白、恶心、呕吐、头晕、出汗等自主神经功能紊乱现象。

疲劳

是各种心脏病常有的症状。当心脏病使血液循环不畅，新陈代谢废物（主要是乳酸）即可积聚在组织内，刺激神经末梢，令人产生疲劳感。疲劳可轻可重，轻的可不在意，重的会妨碍工作。但心脏病疲劳没有特殊性，它与其他疾病所致的疲劳难以区分。

心血管病十大预警信号

（1）经常感到心慌、胸闷。

（2）劳累时感到心前区疼痛或劳累紧张时突然出现胸骨后疼痛或压迫感。

（3）早晨起床时，一下子坐起，感

到胸部特别难受。

(4) 饭后胸骨后憋胀得厉害，有时冒冷汗。

(5) 晚上睡觉胸憋难受，不能平躺。

(6) 情绪激动心跳加快，有明显胸部不舒服的感觉。

(7) 走路时间稍长或速度稍快，便感到胸闷、气喘、心跳加快。

(8) 胸部偶有刺痛感，一般 1 ～ 2 秒即消失。

(9) 爬楼或做一些原本不吃力的事情就感到特别累，浑身乏力，不愿多说话。

(10) 长期发作的左肩痛，经治疗不愈。

脑血管疾病的症状

脑血管疾病是发生在脑部血管，因颅内血液循环障碍而造成脑组织损害的一组疾病。我们生活中所讲的"脑血管意外""卒中"和"中风"都属于脑血管疾病。临床上以急性发病居多，多为中、老年患者，表现为半身不遂、言语障碍等。

运动神经功能失灵

这一类先兆征象最常见。由于脑供血不足使掌管人体运动功能的神经失灵，常见为突然嘴歪，流口水，说话困难，吐字不清，失语或语不达意，吞咽困难，一侧肢体无力或活动不灵，持物跌落，走路不稳或突然跌跤，有的出现肢体痉挛或跳动等。

头痛头晕

通常的表现是头痛的性质和感觉与平日不同，程度较重，由间断性头痛变为持续性头痛，如果头痛固定在某一部位可能是脑出血或蛛网膜下腔出血的先兆。头痛、头晕和血压的波动有关。

感觉功能障碍

由于脑供血不足而影响到脑部的分析区域，感觉器以及感觉神经纤维，常表现为面麻、舌麻、唇麻以及一侧肢体发麻或异物感；有的人视物不清，甚至突然一时性失明；不少人有突然眩晕感；有的肢体自发性疼痛；还有的突然出现耳鸣、听力减退等。

精神意识异常

如总是想睡，整天昏昏沉沉地睡，不是过度疲劳所致，而是脑供血不足的先兆征象。有的人表现为失眠，有的人性格有些变化，如孤僻、沉默寡言或表情淡漠，有的为多语急躁，有的则会出现短暂的意识丧失或智力衰退，甚至丧失了正常的判断力，这些都与脑供血不足有关。

自主神经功能紊乱

虽然比较少见，也不具有特异性，但在少数脑血管病患者发病前由于脑血管病变，血压波动，脑供血的影响而出现一些自主神经功能紊乱的症状，如全身明显乏力，出虚汗，低热，心悸或胸闷不适；有的人出现呃逆，恶心呕吐等。除上述五类外，少数人在脑血管病发病前可以出现鼻出血，眼结膜出血，但应排除鼻部本身疾患如鼻息肉、眼结膜炎症或小血管出血所致的局部病变。如眼底检查发现视网膜出血，常预示有发生脑血管病的可能。上述种种预兆都与血压波动，脑供血不足，血液成分改变等有关。一般认为，缺血性脑血管病的预兆以头痛头晕为多见。

脑血管病十大预警信号

（1）经常性头痛、头晕、耳鸣、视物不清、眼前发黑。

（2）思维缓慢，反应迟钝，记忆力减退，注意力不集中。

（3）腿脚、手指尖或手指发麻，摸东西没有感觉。

（4）手发抖、发颤、做一些日常基本动作感到困难，如：穿针、扣扣子等。

（5）舌头发麻、发僵、说话不利索。

（6）嘴角常感湿润或控制不住地流口水。

（7）睡眠差，梦多、易醒或感觉老是睡不醒，醒后又很累。

（8）难以控制自己的情绪，经常性地哭或笑。

（9）看什么都不顺心，对人对事无原因地发火。

（10）莫名其妙地跌跤。

三、常见心脑血管病症

冠心病

心血管疾病主要包括冠心病（冠状动脉粥样硬化性心脏病）、心肌病、瓣膜病、心力衰竭和心律失常等，其中冠心病最为主要。高血压、血脂异常、高血糖、吸烟是引发心血管疾病的四大元凶。

冠心病主要有五种类型

冠心病是由于各种有害因素损伤冠状动脉细胞，导致冠状动脉粥样硬化，使得血管变得狭窄或闭塞而产生的疾病。冠心病分五种类型，主要包括心绞痛、心肌梗死、无症状性心肌缺血、缺血性心力衰竭及猝死。

心绞痛：心绞痛是由于心肌供血不足，心肌缺氧，引发胸痛或胸部不适，是一种前胸阵发性、压榨性疼痛。疼痛主要位于胸骨后部，常发散到左侧手臂、肩部、下颌、背部，有时候心绞痛也会出现晕厥、嗳气、虚弱等症状，常在劳动、受寒、用力或情绪激动时发生，发作时持续3～5分钟便会减轻。

心肌梗死：心肌梗死是冠状动脉急性、持续性缺血和缺氧所引起的心肌坏死，可并发心律失常、休克或心力衰竭等症状，老年人心肌梗死主要表现为神志不清、昏厥、精神异常、恶心呕吐等，常可危及生命。

无症状性心肌缺血：这类心血管

疾病症状不明显，通常感觉不到疼痛，在做心电图检查、出现心肌梗死或发生猝死时才会发现，所以危险也很大。建议中老年人平时体检要多注意心电图。

缺血性心力衰竭：由心肌梗死、心绞痛、炎症等原因所引起的心肌损伤，造成心脏的收缩功能和（或）舒张功能发生障碍，导致心脏血液循环出现障碍，引发水肿、乏力、心悸等症状。急性心力衰竭常危及生命，必须紧急抢救。

猝死：指由冠心病引起的突发性死亡，主要是由心肌缺血诱发严重心律失常所致，一般在冠心病急性发作6小时内心脏骤停。

有这八大症状，你有可能患上了冠心病

（1）劳累或紧张时突然出现胸骨后或左胸部疼痛，同时会出汗，疼痛扩散到肩膀、颈部和手臂。

（2）在进行体力活动时，感觉心慌、气短、疲劳和呼吸困难。

（3）吃得过饱、在寒冷天气或者受到惊险刺激时，感到心悸、胸痛。

（4）在会场、候车大厅等公共场所，或者是爬山、爬楼梯时，感觉胸闷、心悸、呼吸不畅。

（5）晚上睡觉时，如果枕头低会感到憋闷，做梦会惊醒，感到心悸、胸闷、呼吸不畅，必须坐起来才感觉舒服。

（6）性生活时感到心跳明显、胸闷。

（7）左肩长期疼痛，反复发作，无法治愈。

（8）脉搏不稳，过快或过缓。

脑中风

脑中风指由脑血管破裂出血或血栓引起的脑部出血性或缺血性损伤，是导致脑功能出现障碍的疾病。由于其发生突然，变化迅速，故俗称为脑卒中，中医称之为脑中风。脑卒中是目前造成人类死亡和残疾的主要疾病。

我国每年患脑血管疾病的人数约有600万，其中约100万患者死亡，80%有轻度残疾。

脑卒中分为"两门六族"

脑血管疾病分为缺血性和出血性两大类，俗称"两门"。缺血性脑血管疾病包括动脉粥样硬化性脑梗死、腔隙性脑梗死、短暂性脑缺血和脑栓塞；出血性脑血管疾病包括脑出血和蛛网膜下腔出血，这六种被称为"六族"。

动脉粥样硬化性脑梗死：脑部动脉粥样硬化和血栓形成，导致急性脑供血不足，引起局部脑组织缺血性坏死，可出现偏瘫、失语等症状，属缺血性脑血管疾病。

腔隙性脑梗死：脑组织小范围的缺血坏死，多发生在大脑深部的基底节区及脑干等部位，多由高血压、动脉硬化引起。

短暂性脑缺血：动脉短暂性血液供应不足，引起脑缺血，导致突发性、短暂性、可逆性神经功能障碍。发作持续数分钟，通常在 30 分钟内完全恢复，超过 2 小时者常遗留轻微神经功能缺损。男性发病多于女性。

脑栓塞：血液中的各种栓子随血流进入脑动脉，阻塞血管，从而引起脑组织缺血性坏死，患病率占缺血性脑卒中的 15% ～ 20%。

脑出血：指非外伤性脑实质内血管破裂引起的出血，占全部脑卒中的 20% ～ 30%。往往在情绪激动、费劲用力时突然发病，死亡率很高，幸存者多有不同程度的后遗症。

蛛网膜下腔出血：脑底或脑浅表部位的血管破裂，血液直接进入蛛网膜下腔，发病前多伴有剧烈的头痛、意识障碍，也有在 5 分钟内猝死的情况。

出现以下十大症状，要高度警惕脑卒中

口眼㖞斜：突然出现口眼㖞斜，还有口角流涎、说话不清、吐字困难、失语或词不达意、吞咽困难、一侧肢体乏力或活动不灵活、走路不稳或突然跌倒等症状时，说明脑血管供血不足。

剧烈头痛、头晕：突然剧烈头痛、头晕，甚至恶心，或头晕头痛加重、疼痛持续不停，这说明血压不稳，有可能会有脑出血。

面、舌、唇或者肢体麻木：面部或四肢麻木，耳鸣或听力下降，有的会眼前突然发黑，看不清东西，这说明脑血管供血不足。

全身无力：感到疲乏，冒虚汗，胸闷、心悸或突然打嗝、呕吐，有可能是自主神经功能出现障碍。

意识出现障碍：表现为精神萎靡不振，整日昏昏沉沉，总想睡觉。性情反常，突然沉默寡言、表情冷漠、行动迟缓或言行暴躁，说明大脑缺血。

突发眩晕：清晨起床时、疲劳时、洗澡后发生眩晕，尤其是高血压患者一天反复眩晕超过 5 次，就有可能出现脑出血或脑梗死。

步态异常：如果走路姿态突然变化，同时还有肢体麻木，腿部无力，就一定要预防偏瘫。

哈欠不断：80% 的脑卒中患者在发病前 5 ～ 10 天会连续打哈欠，如果没有睡眠不足的情况而持续打哈欠，一定要注意了。

鼻出血：高血压患者如果鼻出血，说明可能发生脑出血，不可小视。

血压异常：血压突然持续升高到 200/120 毫米汞柱以上，有时是脑出血的征兆；血压突然降到 80/50 毫米汞柱，是脑梗死的先兆。

高血压

高血压是以动脉舒张压增高为主要表现的全身性慢性血管疾病，以"收

缩压≥140毫米汞柱，舒张压≥90毫米汞柱"为标准，是最常见的心血管疾病。高血压缓慢发作时，会有头痛、头晕、注意力不集中、记忆力减退、肢体麻木、夜尿增多、心悸、胸闷、乏力等症状；当血压突然升高时，会出现剧烈头痛、呕吐、心悸、眩晕等症状，严重时会神志不清、抽搐。高血压也是心脑血管疾病最主要的危险因素，降低高血压患者的血压水平，可明显减少脑卒中及冠心病发作，显著改善心脑血管疾病患者的生存质量。

引起高血压的因素

遗传：高血压具有明显的遗传性，父母均有高血压的情况下，子女的发病概率高达46%。

肥胖：肥胖使发生高血压的危险性增加2～6倍。当患高血压者体重下降后，其血压也常随之下降。

精神压力大：长期精神紧张、愤怒、烦恼，或者环境的恶性刺激（如噪声），都可以导致高血压的发生。

营养摄入不均衡：高盐、高脂食物摄入过多，纤维素摄入不足，营养不均衡。

年龄大：高血压病的发病概率随年龄增加而升高。40岁以下的发病概率平均为3.4%，60岁以上为24.1%。

吸烟和喝酒：随着饮酒量和吸烟量的增加，收缩压和舒张压也逐渐升高。

高血压是引发心脑血管疾病的首要因素

高血压同心脑血管疾病是互相影响的，患有心脑血管疾病的人，70%～80%同时患有高血压；患有高血压的人，患心脑血管疾病的概率比血压正常者高4倍。无论是舒张压还是收缩压，只要升高，对心脑血管疾病的影响都非常大。高血压会引起动脉粥样硬化，并加速这个硬化过程，血压越高，动脉硬化得越快，程度也越严重，会引发冠心病、脑梗死等病症。如果血压升得过快，脑动脉会破裂，还会引起脑出血。高血压会使心脏排血负荷加重，增加心肌的耗氧量，更易引发心绞痛、心肌梗死及心律失常等疾病，患者死于冠心病的危险就高。因此，控制血压可以有效地预防心脑血管疾病，减少猝死等情况的发生。

高脂血症

血液中总胆固醇浓度超过5.17毫摩尔／升或三酯甘油浓度超过2.3毫摩尔／升即被称为高脂血症。高脂血症在中老年人群中的发病率在50%左右，是导致冠心病、高血压、动脉硬化的直接原因。高脂血症的早期表现为头晕、头痛、失眠、胸闷气短、注意力不集中等，最明显的信号是皮肤出现黄色瘤，常出现在跟腱、膝盖、手掌、眼睑等部位。

引起高脂血症的因素

遗传：如果一个家族中出现多个高脂血症患者，并且有规律性的遗传，这可能是基因方面出了问题。

肥胖：体重增加，血液中胆固醇和三酯甘油的量就会增加。

营养摄入不均衡：经常吃肥肉、动物内脏等胆固醇较高的食物，消化代谢不完，留存在血液内。

年龄大：随着年龄的增加，肝脏清除脂肪的能力下降，血液中脂肪增多。

吸烟和喝酒：吸烟、喝酒者的血液中胆固醇和三酯甘油量比没吸烟喝酒者高很多。

其他因素：某些疾病，如糖尿病、胆石症、甲状腺功能减退症，以及肾病综合征等，可引起脂质代谢紊乱和高脂血症。

高脂血症是引发心脑血管疾病的导火索

高脂血症患者血液里的不良胆固醇和三酯甘油含量都是超标（高出正常值）的，会引起并加重动脉粥样硬化，使心脏和大脑供血量不足。心脏心肌缺血，致使心肌坏死，从而出现持续性心绞痛、心律失常、休克甚至猝死；脑组织缺血会导致脑梗死等脑血管疾病。高脂血症患者血液中的不良胆固醇特别容易沉积在血管壁上，形成斑块。不良胆固醇会使血管内壁变薄。这很容易会导致斑块破裂，诱发心肌

梗死或脑梗死。因此，高脂血症患者一定要控制好血脂，保证血脂处于稳定状态，降低血液中胆固醇和三酯甘油的含量，从而降低心脑血管疾病的风险。

心律失常

心律失常是由于窦房结激动异常或激动产生于窦房结以外，激动的传导缓慢、阻滞或经异常通道传导，即心脏活动的起源和（或）传导障碍导致心脏搏动的频率和（或）节律异常。

心律失常是心血管疾病中重要的一组疾病。它可单独发病，亦可与其他心血管病伴发。其预后与心律失常的病因、诱因、演变趋势、是否导致严重血流动力障碍有关，可突然发作而致猝死，亦可持续累及心脏而致其衰竭。

引起心律失常的因素

各种器质性心脏病：如先天性心脏病、冠心病、心脏瓣膜病、心肌炎、心包炎、心肌病、心内膜炎等，由于心脏的窦房结和传导系统受病变的侵害，很容易发生心律失常，所以心律失常几乎见于各种类型的心脏病。

神经、内分泌系统调节紊乱：水、电解质失衡、心脏的神经和内分泌系统调节紊乱、心脏的离子平衡失调等；除心脏因素外其他各种原因引起的低氧血症介导的心肌乏氧、全身及心脏局部酸碱平衡的调节障碍等，具备了

心律失常的离子和代谢所必备的基础，形成心律失常的条件因素，因而常常诱发心律失常的发生。

药物的影响：多种药物可以引起心律失常，比如非保钾利尿药、洋地黄类药物、肾上腺素、去甲肾上腺素、异丙肾上腺素、多巴胺、多巴酚丁胺、氨力农和米力农等。尤其值得注意的是各种抗心律失常药物或者经过改变离子通道，或者稳定细胞膜，或者改变心脏的不应期，或者作用于心脏的受体，达到防止或终止心律失常的目的。但是，抗心律失常药物本身也有致心律失常的作用，如果应用不当，也能介导心律失常，甚至死亡。

全身性或其他系统疾病：如神经系统疾病、内分泌系统疾病、代谢疾病、创伤、手术、心脏导管检查等都可以引起心律失常的发生。

情绪的影响：正常人在情绪激动、惊吓、忧郁、饮酒、饮浓咖啡等会发生窦性心动过速或期前收缩。健康的老年人比青年人更容易发生心律失常。

心律失常预防

完全预防心律失常发生非常困难，但可以采取适当措施，减少发生率。心律失常常见诱因包括：吸烟、酗酒、过劳、紧张、激动、暴饮暴食、消化不良、感冒发烧、摄入盐过多、血钾血镁低等。很多心律失常常发患者往往精神高度紧张、焦虑、忧郁，严重关注，频频求医，迫切要求用药控制心律失常，而完全

忽略病因、诱因的防治。患者应当保持平和稳定的情绪，精神放松，不过度紧张。养成按时作息的习惯，保证睡眠。不勉强运动或运动过量，不做剧烈及竞赛性活动。养成按时排便习惯，保持大便通畅。饮食要定时定量。节制性生活，不饮浓茶不吸烟。避免着凉，预防感冒。不从事紧张工作。

偏头痛

偏头疼是反复发作的一种搏动性头疼，属众多头疼类型中的"大户"。它发作前常有闪光、视物模糊、肢体麻木等先兆，约数分钟至 1 小时左右出现一侧头部一跳一跳的疼痛，并逐渐加剧，直到出现恶心、呕吐后，感觉才会有所好转。在安静、黑暗环境内或睡眠后头疼缓解。在头痛发生前或发作时可伴有神经、精神功能障碍。同时，它是一种可逐步恶化的疾病，发病频率通常越来越高。据研究显示，偏头疼患者比平常人更容易发生大脑局部损伤，进而引发中风。其偏头疼的次数越多，大脑受损伤的区域会越大。

引发偏头痛的因素

遗传因素：约 60% 的偏头痛患者有家族史，其亲属出现偏头痛的风险是一般人群的 3～6 倍，家族性偏头痛患者尚未发现一致的孟德尔遗传规律，反映了不同外显率及多基因遗传特征与环境因素的相互作用。家族性偏瘫型偏头痛是明确的有高度异常外

显率的常染色体显性遗传，已定位在19p13（与脑部表达的电压门P/Q钙通道基因错译突变有关）、1q21和1q31等三个疾病基因位点。

内分泌和代谢因素：本病女性多于男性，多在青春期发病，月经期容易发作，妊娠期或绝经后发作减少或停止。这提示内分泌和代谢因素参与偏头痛的发病。此外,5-羟色胺(5-HT)、去甲肾上腺素、P物质和花生四烯酸等代谢异常也可影响偏头痛发生。

饮食与精神因素：偏头痛发作可由某些食物和药物诱发，食物包括含酪胺的奶酪、含亚硝酸盐防腐剂的肉类和腌制食品、含苯乙胺的巧克力、食品添加剂如谷氨酸钠（味精），红酒及葡萄酒等。药物包括口服避孕药和血管扩张剂如硝酸甘油等。另外一些环境和精神因素如紧张、过劳、情绪激动、睡眠过度或过少、月经、强光也可诱发。

偏头痛患者未来发生中风的可能性高于平常人

偏头痛可能与卒中有所关联，双方可能存在共通的脑血管病变基础，而且这一影响以女性最为突出。当然，我们必须强调，这个"先兆"和其他中风先兆并不一样。因为我们一般所说的中风先兆，是指如果出现这些症状，那么提示当事人近期发生中风的可能性非常高，最好尽快就诊。

偏头痛可预示当事人未来发生中风的风险会高于那些没有偏头痛的人，对此应加以重视，比如注重治疗偏头痛，降低偏头痛的频率，注意药物的选择，甚至偏头痛女性在避孕方式上也可以选择其他一些方法来取代口服避孕药。只要认真对待，也不用过度紧张甚至过度治疗。

头痛

头痛是临床常见的症状，通常将局限于头颅上半部，包括眉弓、耳轮上缘和枕外隆突连线以上部位的疼痛统称头痛。头痛病因繁多，神经痛、颅内感染、颅内占位病变、脑血管疾病、颅外头面部疾病以及全身疾病如急性感染、中毒等均可导致头痛。发病年龄常见于青年、中年和老年。

头痛的症状

感染引发的疾病：由颅脑感染或身体其他系统急性感染引发的热性疾病，如脑膜炎、脑炎、脑膜脑炎以及颅内寄生虫感染等疾病是引发头痛的重要因素；另外，流行性感冒、肺炎等急性感染等疾病也是引发头痛的因素之一。

循环系统疾病：常见原因有心血管疾病如高血脂等造成血液浓度增高，使血流缓慢造成脑部供血不足而产生的头痛；而其他如人体脊椎骨退化，造成颈部肌肉扯紧，动脉供血受阻使脑内供血不足而产生头痛；另外，脑动脉硬化病也可造成脑内供血不足，大脑缺氧而引起头痛。

头面、颈部神经病变：头面部支配神经痛，如三叉神经、舌咽神经及枕神经痛等；而五官科疾病如耳、眼、鼻、喉和牙齿疾病（主要是炎症）也可引发头痛；另外颈椎病及其他颈部疾病也可引发头痛。

食物、药物刺激：据调查统计，巧克力、酒精饮料、生乳制品、红酒、奶酪等食物也可引发头痛，而食用过量的咖啡会使血管扩张而刺激神经引发头痛，大量食用冷饮冷品也可能导致头痛；另外，某些药物成分也会造成头痛，应谨慎服用。

精神疾病造成的头痛：失眠、抑郁、神经衰弱以及癔症和神经官能症等精神科疾病都会引发头痛的症状。

出现以下头痛可能是脑血管病

1. 突然发生剧烈的头痛、恶心、呕吐，并且伴有颈部强硬感，常见于蛛网膜下腔出血的早期。

2. 心脏患者，尤其是风湿性心脏病患者。突然发生较为严重的头痛，尽管没有明显的偏瘫，但经常是脑栓塞的先兆。

3. 突然发生头痛，并且固定住一个部位，伴有神经功能障碍的症状和体征者，主要是动脉瘤、动静脉畸形以及小灶性脑出血。

4. 反复发作的间断性头痛，伴有视觉症状（例如视线模糊、眼冒金星等）和睡眠障碍，这种主要是偏头痛或是神经血管性头痛。大部分的偏头痛患者会反复发作，持续数年，在40岁以后会好转，呈良性过程。

四、心脑血管病的危害

心脑血管病以"发病率高、致残率高、死亡率高、复发率高"为显著特点，它的危害极大，主要有以下几种：

心脏病，是一类比较常见的循环系统疾病，容易因冠状动脉粥样硬化引起心肌缺血，可导致心肌梗死、心律不齐及心力衰竭等。

高血压，以体循环动脉血压（收缩压和／或舒张压）增高为主要特征（收缩压≥140毫米汞柱，舒张压≥90毫米汞柱），可伴有心、脑、肾等器官的功能或器质性损害的临床综合征。

脑动脉硬化是全身动脉硬化的一部分，同时也是急性脑血循环，尤其是脑缺血发作的主要发病基础，是各种因素导致的脑动脉管壁变性和硬化的总称。脑动脉硬化会引起脑血管出血、脑血栓等，还容易引起脑萎缩（老年人常见的痴呆、健忘、失忆以及"共济失调"等）。

冠心病是一种由冠状动脉器质性（动脉粥样硬化或动力性血管痉挛）狭窄或阻塞引起的心肌缺血缺氧（心绞痛）或心肌坏死（心肌梗死），一旦急性发作，可致猝死。如，心律不齐、心律过快或过慢、心绞痛、急性心肌梗死、心脏功能不全、突发心脏骤停而死。

中风根源是高血压、脑动脉硬化。由于脑血管壁的粥样硬化，致使血管腔变狭窄或形成夹层动脉瘤，可造成血管破裂或堵塞，脑血液循环障碍，形成部分脑组织缺血、水肿等病理改变，可造成口眼㖞斜、身体活动受限、瘫痪、大小便失控，严重时导致死亡。

五、如何远离心脑血管疾病

心脑血管预防秘诀在于"合理膳食、适量运动、戒烟限酒、少吃食盐和心理平衡"等。预防心脑血管疾病应当养成良好的生活习惯。

"五大限制"帮预防

限制总热量

糖在总热量中的比例应控制在60%～70%。宜多吃些粗粮，以增加复杂糖类和纤维素的含量。

限制脂肪

脂肪的摄入应限制在总热量的30%以下，以植物脂肪为主，适当地食用瘦肉、家禽、鱼类。

限制胆固醇

胆固醇的摄入量每天应少于300毫克，一个鸡蛋中的胆固醇接近于300毫克，心脑血管患者最好每天吃半个鸡蛋或每两天一个鸡蛋。此外，还要特别限制动物内脏的摄入，因为动物内脏也是高胆固醇的食物，尤其是猪脑，每百克猪脑中胆固醇的含量在3000毫克以上。

限制蛋白质

每天从面食摄入的蛋白质应占人体需要量的一半，其余的蛋白质可从牛奶、酸奶、鱼类和豆制品获得，心脑血管患者每天摄入的蛋白质以每公斤体重不超过1克为宜。

限制食盐

我国居民目前平均的食盐摄入量在10克以上，世界卫生组织建议每天摄入6克食盐，而对于心脑血管患者来说，食盐的每日摄入量更要严格控制在5克以下。特别是秋冬季节，出汗少，活动量相应减少，盐的摄入更要严格控制。

九种食物宜多吃

多素少荤

血脂的高低常与每个人的生活习惯有关。众所周知，吃素者血脂偏低，吃荤者血脂偏高，且容易发胖。肥胖者多容易引起心血管和脑血管疾病，在生活中应养成多吃素食的习惯，并多吃一些帮助降血脂的食物。含纤维素较多的蔬菜（如芹菜、韭菜等）能够帮助降血脂，它们含有大量的维生素 C 和纤维素，前者可以代谢胆固醇，后者可以阻止肠道对胆固醇的吸收。纤维素还能促进胃肠道蠕动，以保证人体正常排泄。

烹调首选植物油

炒菜最好用豆油、花生油、芝麻油、菜籽油、葵花子油、玉米油等植物油，因为植物油中含有植物胆固醇和较多的不饱和脂肪酸，植物胆固醇不易被肠道吸收。不饱和脂肪酸可以加速胆固醇的分解，使其变成胆酸，从而降低胆固醇。同时，不饱和脂肪酸还能产生前列腺素，减少血小板的黏滞，具有抗凝血的作用。所以，中老年人特别是心脑血管患者在膳食中应多食植物油，尽量少吃或不吃动物油。

多吃新鲜果菜

新鲜的蔬菜、水果含有丰富的维生素C、钾、镁等。维生素C可降低胆固醇，还可增加血管的致密性，防止脑出血；镁可参与心肌酶系统的活动，对心脏有一定保护作用。

以大豆蛋白代替部分动物蛋白

多食用大豆蛋白代替动物蛋白，可以使血胆固醇含量降低。大豆含有40%的优质蛋白，比肉、蛋高2倍，比小麦高3倍，比大米高4倍。同时含有多种维生素和微量元素。我们平时的膳食应重视大豆和豆制品的食用。

多吃含碘食物

含碘食物包括海带、紫菜、海蜇、虾皮、海米等。碘可以减少胆固醇在动脉壁上的沉积，有防止动脉硬化的功效。海带性凉，含有较多的碘、铁、钙、蛋白质、淀粉、矿物质，有补血润肺、降血压的作用。

常吃适量的鱼类

鱼肉富含甲硫氨酸、赖氨酸、脯氨酸及牛黄氨酸等，有改善血管弹性、顺应性及促进钠盐排泄的作用。另外，多数鱼类含有不饱和脂肪酸，对预防心脑血管疾病具有一定效果。牡蛎、鲜贝、虾皮、海虾等，也可增加冠状动脉血流量，减少心肌的损伤。此外，鱼油富含多不饱和脂肪酸，有保护血管内皮细胞、减少脂质沉积的功能。

多吃富含精氨酸的食物

富含精氨酸的食物如海参、泥鳅、鳝鱼及芝麻、山药、银杏、豆腐皮、葵花子等，有助于调节血管张力，抑制血小板聚集，减少血管损伤。

多吃富含叶酸的食物

若膳食中缺乏叶酸，会使血中半胱氨酸水平升高，易损伤血管内皮细胞、促进粥样硬化斑块形成。中老年人尤其是心血管患者，应注意多摄食富含叶酸的食物，如红苋菜、菠菜、龙须菜、芦笋、豆类、酵母及苹果、柑橘等。

多摄入天然抗凝食物

吃黑木耳能够抑制血小板聚集、防止血栓的形成。大蒜、洋葱、青葱、茼蒿、香菇、龙须菜及草莓、菠萝、橘子、红葡萄等也有一定的抗凝作用。

六种零食有益处

葵花子

60克葵花子就是一顿很好的蛋白小餐。可将葵花子洗净、去壳直接食用，也可将葵花子放入凉拌菜，再浇上麦芽油食用。

山楂

山楂中含山楂酸、柠檬酸、脂肪分解酶、维生素C、黄酮、碳水化合物和蛋白质等，具有扩张血管、改善微循环、降低血压、促进胆固醇排泄、降低血脂等作用，常吃山楂或山楂制品，对高血压和高血脂等患者有益。

核桃

科学研究表明，核桃仁含维生素B₁、维生素C、亚油酸等，能促进胆固醇转移到毛细血管壁以外的组织中。另外，它含有核桃苷，能抑制肠道吸收胆固醇，使胆固醇随粪便排出，因此可以降低血液中胆固醇的含量。

茶叶

茶叶含有丰富的维生素族元素。其中维生素C可以使胆固醇从动脉壁转移到肝脏，然后进一步转变为胆酸，从而降低血中的胆固醇和三酯甘油，同时因其具有增强血管韧性、弹性、渗透能力的作用，可预防动脉硬化的发生。

米汤

米汤是心脏病患者可信赖的饮料。取四倍于做米饭的水量，米和水浸泡一夜后熬粥，煮熟后，将饭粒滤掉，米汤存在冰箱里，每天喝一点。喝的时候要慢慢啜饮，切忌大口灌，在两餐之间饮用效果更佳。

柑橘、柠檬汁

将12个柑橘和1个柠檬一起榨汁饮用。其中所含的生物黄酮对治疗心脏病很有效（心脏病患者服用生物黄酮类饮料不宜太多，尤其是在与米汤交替服用的情况下），也能预防毛细血管过细或过脆。

五类习惯要养好

此外，预防心脑血管疾病一定要养成健康规律的生活习惯。

一是饮食要适量，不宜太多，也不能过度饥饿；

二是注意饮食卫生，饮食软硬、冷热要适宜；

三是不要偏食，注意饮食多样化；

四是定时进食，合理安排好一日三餐；

五是戒烟限酒。通过良好的生活习惯和合理的饮食调节，才能帮助我们减少心脑血管疾病的发生。

第二章

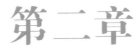

对心脑血管有益的食物

第一节 蔬菜类

胡萝卜

补肝明目护心脑

别　　　名 红萝卜、黄萝卜、金笋、丁香萝卜、药萝卜。

性味归经 性平，味甘；归肺、脾、肝经。

建议食用量 每次 100 ~ 200 克。

营养成分

糖类、蛋白质、挥发油、胡萝卜素、维生素 A、维生素 B_1、维生素 B_2、花青素、钙、铁、磷、槲皮素、木质素、干扰素诱生剂等。

护心脑血管功效

胡萝卜中含有丰富的胡萝卜素，可以起到清除人体中血液和肠道的自由基，达到防治心脑血管疾病的作用，因此对于冠心病，高血压患者来说，日常常吃胡萝卜，就可以起到保护心脑血管的作用。

黄金搭配

胡萝卜 + 菠菜

菠菜相宜胡萝卜，因为菠菜能促进胡萝卜素转化为维生素 A，防止胆固醇在血管壁上沉着，保持心血管的畅通。

食用功效

胡萝卜含有大量胡萝卜素，有补肝明目的作用，可治疗夜盲症；胡萝卜含有植物纤维，吸水性强，在肠道中体积容易膨胀，是肠道中的"充盈物质"，可加强肠道的蠕动，从而利膈宽肠，通便防癌；胡萝卜素摄入人体消化器官后，可以转化为维生素 A，是骨骼正常生长发育的必需物质，有助于细胞增殖与生长，对促进婴幼儿的生长发育有益；胡萝卜中的木质素也能提高人体免疫机制。

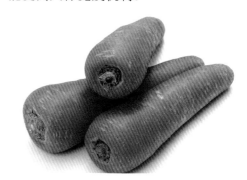

食用宜忌

胡萝卜适宜高血压、夜盲症、干眼症患者以及营养不良、食欲不振者、皮肤粗糙者食用。

妙方良方

胡萝卜汁，每天约需 1000 毫升，分次饮服。医学研究证明，高血压患者饮胡萝卜汁，有明显的降压作用。

养生食谱

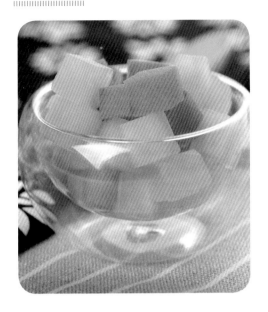

◆ 胡萝卜小米粥

主　料：小米100克，胡萝卜100克，水适量。

做　法：

1.小米洗净，胡萝卜去皮切丝。

2.把水烧开加入小米和胡萝卜丝同煮15分钟，小米软糯即可。

功　效：益脾开胃、补虚明目。

◆ 胡萝卜拌莴笋

主　料：胡萝卜200克，莴笋100克。

调　料：盐、香油各适量。

做　法：

1.胡萝卜去皮，洗净，切片；莴笋洗净，切片。

2.锅置火上，放入适量水煮沸后，下入胡萝卜片和莴笋片焯熟，捞出沥干水分。

3.将胡萝卜片和青笋片放入碗内加盐、香油拌匀即可。

功　效：降脂减肥。

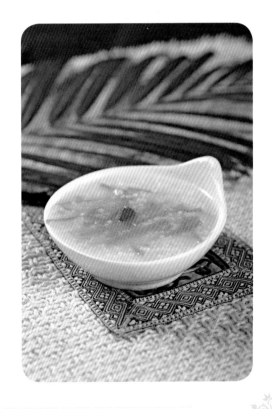

茄子

清热消肿健血管

别　　　名　落苏、茄瓜。

性 味 归 经　性凉，味甘；归脾、胃、
　　　　　　大肠经。

建议食用量　每次 100 ～ 200 克。

营养成分

蛋白质、脂肪、碳水化合物、维生素以及钙、磷、铁和花青素等。

降糖原理

茄子中维生素 P 的含量很高，能使血管壁保持弹性，防止微血管破裂出血，使心脑血管保持正常的功能。此外，还含有丰富的钾，能平衡血压，防治高血压。

烹饪锦囊

茄子遇热极易氧化，颜色会变黑，如果烹调前先放入热油锅中稍炸，控油后再与其他的食材同炒，则不容易变色；茄子切成块或片后，由于氧化作用会很快由白变褐，如果将切成块的茄子立即放入水中浸泡，待做菜时再捞起滤干，也可避免茄子变色。

食用功效

茄子可以降低胆固醇，还可以防止高脂血导致的血管损害，可以辅助治疗高血压、高脂血、动脉硬化、咯血、紫癜和维生素 C 缺乏症等症，是降脂保健的佳蔬。所以，经常食用些茄子，对预防治疗高血压、高脂血、动脉粥样硬化等是很有益处的。

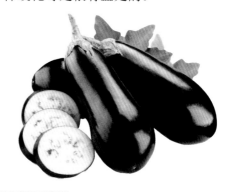

经典论述

1.《滇南本草》："散血，消乳疼，消肿宽肠。烧灰米汤饮，治肠风下血不止及血痔。"

2.《饮膳正要》："动风发疮及痼疾，不可多食。"

3.《本草纲目》："茄性寒利，多食心腹痛下利，妇人能伤子宫。"

黄金搭配

茄子＋苦瓜

茄子与苦瓜搭配是心血管患者的理想菜。

茄子＋肉

茄子与肉同食，可补血，稳定血压。

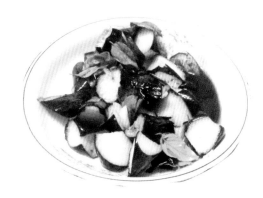

◆ 蒸茄子

主　料：茄子250克。

调　料：盐、香油、蒜蓉各适量。

做　法：

1.茄子洗净后切成大条状，放入碗中，入蒸笼蒸20分钟左右。

2.将蒸熟的茄子取出，趁热放盐、蒜蓉，淋上香油即成。

功　效：清热消痈。

◆ 炒茄子

主　料：茄子400克。

调　料：料酒、葱末、姜末、蒜泥、盐、白糖、醋各适量，植物油30克。

做　法：

1.茄子洗净切片，放入沸水中焯3～5分钟后，捞出备用。

2.锅内加植物油烧热，放入葱、蒜、姜末，滴料酒同炒片刻。

3.再放入茄子、盐、白糖、醋炒匀后即可出锅。

功　效：清热解毒。

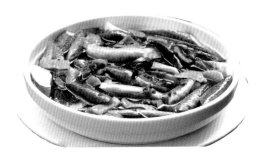

冬瓜

消热利水又降脂

别　　　名　白瓜、枕瓜、东瓜。

性味归经　性凉，味甘；归肺、大肠、
　　　　　　小肠、膀胱经。

建议食用量　每天 100 ~ 500 克。

营养成分

蛋白质、糖、粗纤维、灰分、钙、磷、铁、胡萝卜素、硫胺素、核黄素、烟酸、维生素 C 等。

降糖原理

冬瓜中所含的丙醇二酸，能有效地抑制糖类转化为脂肪，烟酸能够降低血中胆固醇的含量，具有减肥降脂的功效。

饮食宝典

将冬瓜子晒干研细末，调入牛奶、豆浆或其他食品中，每日早晚各服一次，每次 6 ~ 10 克，连续服食两个月，可令皮肤白皙、细腻光滑，起到延缓衰老之功效。

黄金搭配

冬瓜 + 红枣

补脾和胃、益气生津、调营卫、解药毒。常食可消除体内多余脂肪，具有减肥降脂的作用。

食用功效

冬瓜维生素中以抗坏血酸、硫胺素、核黄素及烟酸含量较高，具有增强免疫力的维生素 B_1，在冬瓜子中含量相当丰富；矿质元素有钾、钠、钙、铁、锌、铜、磷、硒等 8 种，其中含钾量显著高于含钠量，属典型的高钾低钠型蔬菜，对需进食低钠盐食物的肾脏病、高血压、浮肿病患者大有益处，其中元素硒还具有增强免疫力等多种功能。

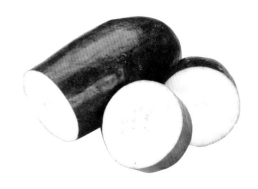

经典论述

1.《名医别录》："主治小腹水胀，利小便止渴。"

2.《日华子本草》："除烦，治胸膈热，消热毒痈肿，切摩痱子。"

3.《滇南本草》："性平和，味甘淡。治痰吼，气喘，姜汤下。又解远方瘴气，又治小儿惊风。"

养生食谱

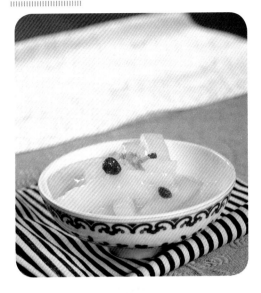

◆ 海米冬瓜

主　料：冬瓜 350 克。

辅　料：海米 15 克。

调　料：葱姜 5 克，盐 4 克，鸡粉 3 克，水淀粉 20 克，香油 2 克，植物油适量。

做　法：

1.将冬瓜去皮改刀成长 5 厘米的条。

2.海米用水泡发好。

3.锅内加入少许植物油，放入葱、姜、海米煸香，放冬瓜烹料酒、盐、鸡粉、胡椒粉加少许水调好味炖至冬瓜软烂汤汁浓稠后，勾少许芡淋香油即可。

◆ 清蒸冬瓜盅

主　料：冬瓜 200 克。

辅　料：熟冬笋、水发冬菇、蘑菇各 40 克，彩椒 20 克。

调　料：香油、料酒、酱油、糖、淀粉、植物油各适量。

做　法：

1.将冬瓜选肉厚处用圆槽刀捅出 14 个圆柱形，焯水后抹香油待用。

2.冬菇、蘑菇洗净，冬笋去皮，各切碎末；锅置火上，下 6 成热油中煸炒，再加料酒、酱油、白糖、味精、冬菇汤，烧开后勾厚芡，冷后成馅。

3.冬瓜柱掏空填上馅，放盘中，上笼蒸 10 分钟取出装盘，盘中汤汁烧开调好味后勾芡，浇在冬瓜盅上即可。

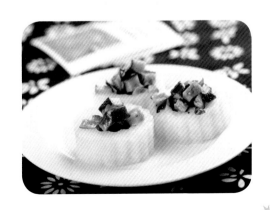

油菜

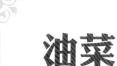

➤ 降脂奇兵

别　　名　芸苔、寒菜、苔芥、青菜、苦菜。

性味归经　性凉，味甘；归肝、脾、肺经。

建议食用量　每餐 150 克。

营养成分

蛋白质、脂肪、碳水化合物、维生素、钙、磷、铁、维生素 A、维生素 B_1、维生素 B_2、维生素 C、烟酸、胡萝卜素等。

护心脑血管功效

油菜为低脂肪蔬菜，且含有膳食纤维，能与胆酸盐和食物中的胆固醇及三酯甘油结合，并从粪便中排出，从而减少脂类的吸收，故可用来降血脂。

食用宜忌

食用油菜时要现做现切，并用旺火爆炒，这样既可保持鲜脆，又可使其营养成分不被破坏。

黄金搭配

油菜 + 豆腐

油菜与豆腐相宜，两者同时食用，有止咳平喘作用，常吃还能增强人体免疫力。具有减肥降脂的作用。

食用功效

中医认为油菜能活血化瘀，用于治疗疖肿、丹毒。油菜中所含的植物激素，能够增加酶的形成，对进入人体内的致癌物质有吸附作用，故有防癌功效。此外，油菜还能增强肝脏的排毒机制，对皮肤疮疖、乳痈有治疗作用。油菜中含有大量的植物纤维素，能促进肠道蠕动，增加粪便的体积，缩短粪便在肠腔停留的时间，从而治疗多种便秘，预防肠道肿瘤。油菜含有大量胡萝卜素和维生素 C，有助于增强人体免疫能力。

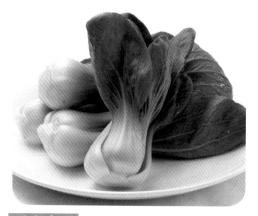

适宜人群

一般人均可食用，特别适宜患口腔溃疡、口角湿白、齿龈出血、牙齿松动、瘀血腹痛、肿瘤患者，但痧痘、孕早期妇女、目疾患者、小儿麻疹后期、疥疮、狐臭等慢性病患者要少食。

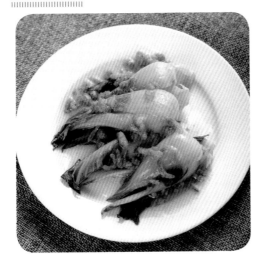

◆ 海米油菜

主 料：油菜 250 克，海米 30 克。

调 料：盐、酱油、醋、葱花、姜末、香油各适量。

做 法：

1.先将油菜择洗干净，直刀切成 1.5 厘米长段，下开水锅焯熟。捞出控去水分，用盐调拌均匀，装入盘子里。

2.将海米泡开，直刀切成小块，与油菜段拌在一起。最后将酱油、醋、香油、葱花、姜末调成汁，浇在菜里，调拌均匀即可。

功 效：补虚弱、消虚胖。

◆ 虾菇油菜心

主 料：香菇 2 个，鲜虾仁 3 个，油菜心 3 个。

调 料：植物油、盐、淀粉、蒜末各适量。

做 法：

1.将香菇、虾仁、油菜心切碎。

2.锅置火上，将油加热后加蒜末，炒香后倒入主料迅速翻炒，最后勾芡，加盐调味即可。

功 效：营养丰富、降三高。

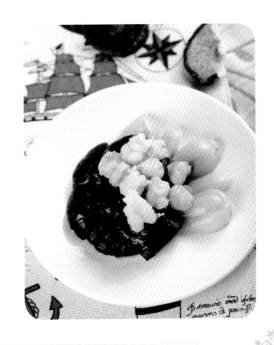

洋葱

扩张血管防血栓

别　　名　洋葱头、玉葱、圆葱、
　　　　　球葱、葱头。

性味归经　性温，味甘、微辛；归肝、
　　　　　脾、胃、肺经。

建议食用量　每餐 50 ~ 100 克。

营养成分

蛋白质、粗纤维、糖类、维生素 A、维生素 B、维生素 C、磷、钙、铁，及多类氨基酸与咖啡酸、柠檬酸、槲皮酸、苹果酸等。

护心脑血管功效

洋葱是所知唯一含前列腺素 A 的蔬菜。前列腺素 A 能扩张血管、降低血液黏度，因而会产生降血压、增加冠状动脉的血流量，预防血栓形成的作用。洋葱中含量丰富的槲皮素，其生物的可利用率很高，科学家研究报告指出，槲皮素可能有助于防止低密度脂蛋白（LDL）的氧化，对于动脉粥样硬化，能提供重要的保护作用。

食用宜忌

洋葱不可过量食用，因为它易产生挥发性气体，过量食用会导致胀气和排气过多，给人造成不快。

食用功效

洋葱的防癌功效来自它富含的硒元素和槲皮素。硒是一种抗氧化剂，能刺激人体免疫反应，从而抑制癌细胞的分裂和生长，同时还可降低致癌物的毒性。而槲皮素则能抑制致癌细胞活性，阻止癌细胞生长。一份调查显示，常吃洋葱比不吃的人患胃癌的概率少 25%，因胃癌致死者少 30%。

洋葱又有祛痰、利尿、发汗以及抑菌防腐等作用。

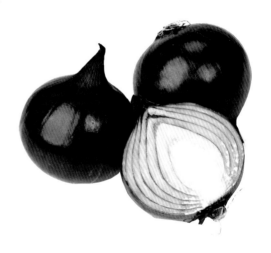

黄金搭配

洋葱 + 鸡蛋

提高人体对维生素 C 和维生素 E 的吸收率。

洋葱 + 苦瓜

两者同食提高机体的免疫力。

养生食谱

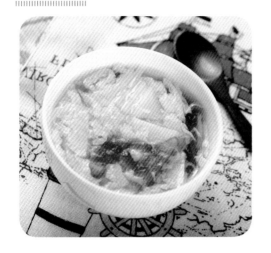

◆ 西红柿洋葱鸡蛋汤

主　料：西红柿、洋葱各 50克，鸡蛋1个。

调　料：海带清汤、盐、 白糖、酱油各适量。

做　法：

1.将西红柿洗净，焯烫后 去皮，切块；洋葱洗净， 切碎；鸡蛋打散，搅拌均匀。

2.锅置火上，放入海带清 汤大火煮沸后加入洋葱、 酱油，转中火再次煮沸后， 加入西红柿，转小火煮2 分钟。

3.将锅里的西红柿和洋葱汤 煮沸后，加入蛋液，搅拌均 匀加盐、白糖调味即可。

◆ 洋葱炒湖虾

主　料：小湖虾200克。

辅　料：洋葱丝30克，香菜 20克。

调　料：盐5克，鸡粉3克， 香油3克，料酒5克，植物 油适量。

做　法：

1.小湖虾清洗干净，洋葱改 刀成丝，香菜洗净切段。

2.将小湖虾拍干淀粉炸成金 黄色控油。

3.锅内留底油煸香洋葱丝， 放入炸好的小湖虾烹料酒加 盐、鸡粉翻炒几下入味后撒 香菜即可。

功　效：降脂减肥。

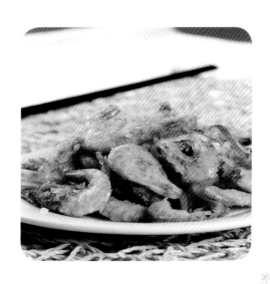

苦瓜

保护心肌降血压

别　　　名	凉瓜、锦荔枝、癞葡萄、癞瓜。
性 味 归 经	性寒，味苦；归心、肝、脾、胃经。
建议食用量	鲜品每次 100～500 克，干品每次 50～100 克。

营养成分

蛋白质、碳水化合物、粗纤维、胡萝卜素、维生素 B_1、维生素 B_2、维生素 C、维生素 E 及尼古酸等多类维生素，其中维生素 C 的含量每 100 克可达 56 毫克。

护心脑血管功效

苦瓜中维生素 C 的含量很高，可减少低密度脂蛋白及三酰甘油含量，增加高密度脂蛋白含量，对防治高血压、心脑血管意外、冠心病等具有积极补助作用。此外，还含有钾矿物质，可以保护心肌细胞，有效降低血压。

食用宜忌

宜食：糖尿病、高血压、高血脂患者。

忌食：苦瓜性凉，脾胃虚寒者不宜多食。

食用功效

苦瓜中的苦瓜苷和苦味素能增进食欲，健脾开胃；所含的生物碱类物质奎宁，有利尿活血、消炎退热、清心明目的功效；苦瓜中的蛋白质及大量维生素 C 能提高人体的免疫功能；从苦瓜子中提炼出的胰蛋白酶抑制剂，可以抑制癌细胞所分泌出来的蛋白酶，阻止恶性肿瘤生长；苦瓜的新鲜汁液，含有苦瓜苷和类似胰岛素的物质，具有良好的降血糖作用，是糖尿病患者的理想食品。

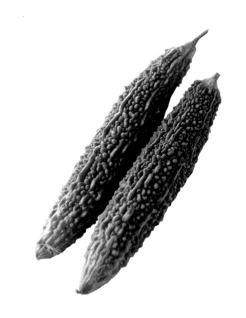

黄金搭配

苦瓜 + 鸡蛋

苦瓜与鸡蛋同食能保护骨骼、牙齿及血管，使铁吸收得更好。

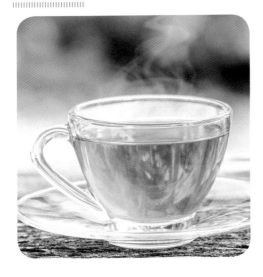

◆ 苦瓜绿茶

主　料：干苦瓜片15克。

辅　料：绿茶3克。

做　法：

1.将干苦瓜片、绿茶装入茶包中。

2.将茶包放入杯中。

3.沸水冲泡，焖约10分钟，取出茶包饮用。

功　效：舒缓身心，减肥降脂。

小贴士：可直接将干苦瓜片与绿茶装在茶包中，随用随取。喝苦瓜泡绿茶期间要配合运动和节食。

◆ 杏仁拌苦瓜

主　料：苦瓜200克。

辅　料：杏仁20克。

调　料：盐2克，味精1克，香油适量。

做　法：

1.将苦瓜洗净改刀切成片焯水备用。

2.杏仁泡淡盐水20分钟与苦瓜一起放容器中加盐、味精、香油拌匀即可。

功　效：清热润肺、养肝明目、生津止咳、利尿通便、降压降糖。

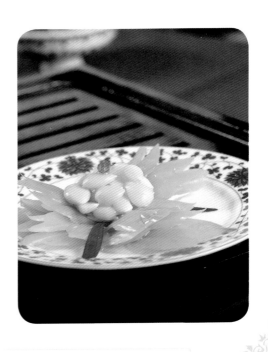

南瓜

促进造血降血糖

别　　　　名	麦瓜、番瓜、倭瓜、金瓜、伏瓜、饭瓜、北瓜。
性味归经	性温，味甘；归脾、胃经。
建议食用量	每次 200～500 克。

营养成分

蛋白质、膳食纤维、碳水化合物、烟酸、维生素C、氨基酸、活性蛋白、胡萝卜素、维生素A、钙、钾、磷、镁、铁、铜、锰、铬、硼等。

护心脑血管功效

南瓜中含有丰富的果胶和微量元素钴，果胶可延缓肠道对糖和脂质吸收，钴能活跃人体的新陈代谢，促进造血功能，并参与人体内维生素B的合成，是人体胰岛素细胞所必需的微量元素，对防治糖尿病、降低血糖有特殊的疗效，能够有效预防心脑血管疾病的发生。

食用宜忌

宜食：肥胖者、糖尿病患者和中老年人食用。

忌食：南瓜性温，胃热炽盛者、湿热气滞者少吃。

食用功效

南瓜含有丰富的维生素和果胶，尤其是胡萝卜素的含量很高，果胶有很好的吸附性，能黏结与消除体内细菌毒素和其他有害物质，如重金属中的铅、汞和放射性元素，能起到解毒作用。

南瓜所含果胶还可以保护胃肠道黏膜，使其免受粗糙食品的刺激，促进溃疡愈合，所以适合胃病患者。

南瓜含有微量元素钴，能活跃人体的新陈代谢，促进造血功能，并参与人体内维生素 B_{12} 的合成，是人体胰岛细胞所必需的微量元素。

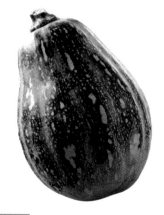

黄金搭配

南瓜 + 小米

两者搭配食用具有补中益气、健脾益胃的功效。对脾胃虚弱，气短倦怠等症有很好的辅助食疗的作用。

养生食谱

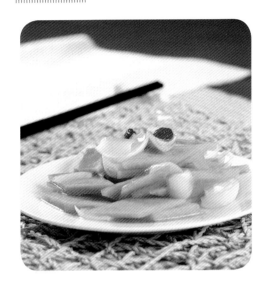

◆ 百合炒南瓜

主　　料：南瓜 300 克，百合 50 克。

调　　料：植物油、盐、鸡粉、水淀粉各适量。

做　　法：

1.将南瓜去皮改刀成象眼片，百合去根洗净备用。

2.将南瓜和百合分别焯水。

3.锅置火上，放入少许的植物油，加入南瓜、百合、盐、鸡粉炒熟，勾少许芡即可。

功　　效：补中益气、清肺润燥、清心安神。

◆ 南瓜玉米羹

主　　料：南瓜 50 克，玉米面 200 克。

调　　料：白糖、盐、植物油、清汤各适量。

做　　法：

1.将南瓜去皮，洗净，切成小块。

2.锅置火上，放适量的植物油烧热，放入南瓜块略炒后，再加入清汤，炖 10 分钟左右至熟。

3.将玉米面用水调好，倒入锅内，与南瓜汤混合，边搅拌边用小火煮，3 分钟后，搅拌至黏稠后，加盐和白糖调味即可。

功　　效：提高机体免疫功能。

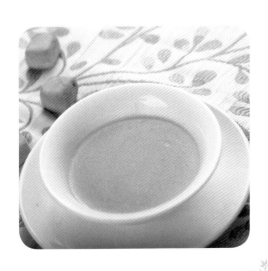

菠菜

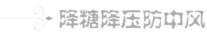
降糖降压防中风

别　　名	菠棱菜、赤根菜、波斯草、鹦鹉菜、鼠根菜、角菜。
性味归经	性凉，味甘辛，无毒；归肠、胃经。
建议食用量	每餐100～250克。

营养成分

胡萝卜素、维生素C、钙、磷、铁、维生素E、芸香苷、辅酶 Q_{10} 等。

护心脑血管功效

菠菜含有较多的胡萝卜素，可以对抗人体的自由基，起到降血糖、降血压的作用、能够有效预防心脑血管疾病和高血压性脑病的发生。

食用宜忌

生菠菜不宜与豆腐共煮，以免妨碍消化影响疗效，将其用沸水焯烫后便可与豆腐共煮。

电脑工作者、爱美的人也应常食菠菜；糖尿病患者（尤其2型糖尿病患者）经常吃些菠菜有利于血糖保持稳定；同时菠菜还适宜高血压、便秘、贫血、维生素C缺乏病患者和皮肤粗糙者、过敏者。

食用功效

菠菜中所含氟－生齐酚、6-羟甲基蝶陡二酮，能促进人体新陈代谢，增进身体健康。大量食用菠菜，可降低中风的危险。

菠菜中所含的微量元素，能增强身体免疫功能。菠菜提取物具有促进培养细胞增殖的作用，既抗衰老又能增强青春活力。我国民间以菠菜捣烂取汁，每周洗脸数次，连续使用一段时间，可清洁皮肤毛孔，减少皱纹及色素斑，保持皮肤光洁。

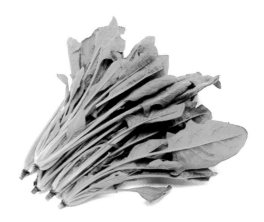

黄金搭配

菠菜＋猪肝

菠菜和猪肝同时食用有预防和治疗缺铁性贫血的功效。

菠菜＋鸡血

菠菜同鸡血一起食用可以补充人体多种维生素和微量元素。

养生食谱

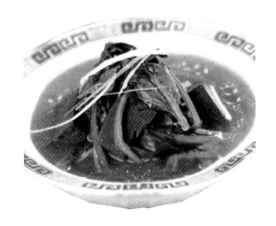

◆ 菠菜猪血汤

主　料：菠菜 50 克，熟猪血 100 克。

调　料：食用油、肉汤、盐、胡椒、姜片、葱段各适量。

做　法：

1.鲜菠菜洗净切段，猪血切条。

2.将锅置火上，加食用油，将葱、姜煸香，倒入猪血，烹入料酒煸炒后加入肉汤、盐、胡椒、菠菜，煮沸后，盛入汤盆即成。

功　效：养血止血、敛阴润燥，适用于血虚肠燥、贫血及出血等病症。

◆ 菠菜太极粥

主　料：菠菜 50 克，大米 100 克。

调　料：盐适量。

做　法：

1.菠菜择洗干净，在沸水中焯一下过凉，捞起，用纱布将菠菜挤出汁备用；大米淘洗净。

2.锅内倒水煮沸，放入大米，煮沸后转小火，熬煮 30 分钟至黏稠。

3.将煮熟的粥分为两份，一份米粥中调入菠菜汁，调匀并加入盐。

4.在碗中放上 S 型隔板，将两份备好的粥分别倒入隔板两侧，待粥稍凝便可以去除隔板，在菠菜粥的2/3 处点一滴白粥，在白粥 2/3 处点一滴菠菜粥即可。

功　效：养血止血，敛阴润燥，通利肠胃。

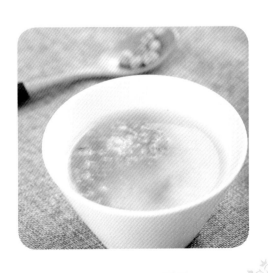

芹菜

 平肝养血又降压

别　　　名　旱芹、药芹、香芹、蒲芹。

性味归经　性凉，味甘辛，无毒；
　　　　　　归肺、胃、肝经。

建议食用量　每餐50克。

营养成分

膳食纤维素、多类维生素、蛋白质、脂肪、糖类和磷、钙、铁和芫荽苷、挥发油、甘露醇、肌醇等。

护心脑血管功效

芹菜中所含的芹菜苷或芹菜素成分有镇静安神、平肝降压的作用，有利于安定情绪，消除烦躁；叶茎中还含有药效成分的佛手苷内酯和挥发油，具有降血压、降血脂、防治动脉粥样硬化的作用；此外，芹菜含铁量较高，有较好的补血作用。因此，芹菜对高血压、情绪激动、贫血等原因引起的头痛均有良效。

食用宜忌

宜食：特别适合高血压和动脉硬化的患者。

忌食：高血糖、缺铁性贫血患者、经期妇女，脾胃虚寒者慎食；血压偏低者慎用。

食用功效

芹菜含有利尿成分，利尿消肿。芹菜是高纤维食物，它经肠内消化作用生成木质素，高浓度时可抑制肠内细菌产生致癌物质，还可加快粪便在肠内的运转时间，减少致癌物与结肠黏膜的接触，达到预防结肠癌的目的。芹菜叶含铁量较高，能补充女性经血的损失，食之能避免皮肤苍白、干燥、面色无华，而且可使目光有神，头发黑亮。

黄金搭配

芹菜 + 花生

芹菜搭配花生，有降血压、降血脂的作用。

芹菜 + 核桃仁

芹菜与核桃仁搭配同食，能润肤美容、抗衰老、延年益寿。

芹菜 + 红枣

芹菜、红枣都含丰富的铁，二者搭配煮汤食用，有滋润皮肤、抗衰老、养血养精的作用。

养生食谱

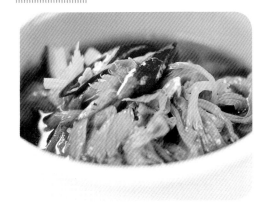

◆ 辣汁芹菜叶汤

主　料：芹菜叶 100 克。

辅　料：红辣椒 2 个。

调　料：辣酱 10 克，盐 5 克，味精少许，蚝油 20 克,葱末、姜末各适量。

做　法：

1.芹菜叶洗净；红辣椒去蒂、子，洗净，切节。

2.将辣酱 10 克、盐 5 克、味精少许、蚝油 20 克倒入碗中，对成酱汁待用。

3.锅中倒入适量水烧开，加入酱汁、葱末、姜末煮开，下入芹菜叶、辣椒节煮开即可。

功　效：平肝降压、安神镇静、利尿消肿。

◆ 芹菜拌花生

主　料：芹菜 100 克，胡萝卜 80 克，花生米 60 克。

调　料：大料、花椒各 3 克，桂皮 4 克，姜片 6 克，精盐 1 克，米醋 3 克，味精 2 克，香油 3 克。

做　法：

1.先将大料、花椒、桂皮、姜片一同包入纱布中待用。

2.锅中注入适量的清水，把花生米、调味包、精盐放入锅中。

3.花生煮熟后捞出备用。

4.分别将芹菜和胡萝卜清洗干净，切成大小相当的小段，投入沸水中焯一下。

5.把芹菜、胡萝卜、花生米一起装盘，加精盐、米醋、味精、香油拌匀后即可。

功　效：降压减脂。

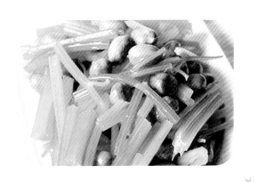

茼蒿

养心安神补大脑

别　　名　蓬蒿、蒿菜、菊花菜、茼笋、茼莴菜、春菊。

性味归经　性温、味甘涩；归肝、肾经。

建议食用量　每餐100～200克。

营养成分

蛋白质、糖类、粗纤维、胡萝卜素、多类维生素、烟酸、磷、钙、铁外，还包含丝氨酸、苏氨酸、丙氨酸、亮氨酸、脯氨酸、苯丙氨酸等多类氨基酸和天冬素、挥发油、胆碱等成分，其中铁、钙含量比较多。

护心脑血管功效

茼蒿内含丰富的维生素、胡萝卜素及多种氨基酸，可以养心安神、润肺补肝、稳定情绪，胡萝卜素可对抗人体内的自由基，有降低血糖的作用。茼蒿含有一种挥发性的精油，以及胆碱等物质，具有降血压、补脑的作用。

小贴士

河北小叶茼蒿：茼蒿小叶又称花叶茼蒿、细叶茼蒿。叶片小，叶边缺口多而深，叶肉薄，嫩枝细。

食用功效

茼蒿含有丰富的维生素和矿物质，可以养心安神、防止记忆力减退。茼蒿中含有多种氨基酸及较多的钾、钙等矿物质，能调节体液代谢、通利小便、消除水肿。

常吃茼蒿，对咳嗽痰多、脾胃不和、习惯性便秘均有较好的疗效。而当茼蒿与肉、蛋等共炒时，则可提高其维生素A的吸收率。将茼蒿焯一下，拌上芝麻油、味精、精盐，清淡可口，最适合冠心病、高血压患者食用。

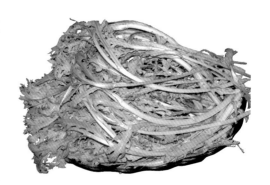

黄金搭配

茼蒿+肉或茼蒿+蛋

茼蒿宜与肉、蛋等同炒，可提高其胡萝卜素和维生素A的利用率。

茼蒿+鲫鱼+豆腐

茼蒿宜与鲫鱼、豆腐相配同食，同食可增加鲜香味和营养价值。

养生食谱

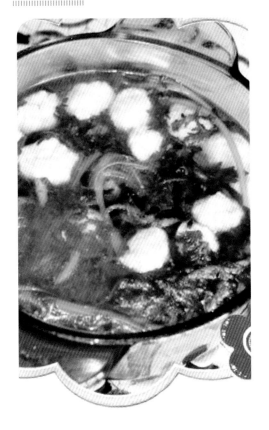

◆ 蒸茼蒿

主　料：茼蒿 600 克。

辅　料：面粉、玉米面各 30 克。

调　料：蒜泥、盐、香油各适量。

做　法：

1.茼蒿 600 克择洗干净，沥水。

2.面粉与玉米面混合后撒入茼蒿中抓匀，放入蒸笼中，盖上盖子。蒸锅水烧开，放上蒸笼大火蒸制 3 ~ 5 分钟。

3.将适量蒜泥、盐、清水、香油调成味汁浇在蒸好的茼蒿上即可。

功　效：健脾胃，助消化。

◆ 茼蒿蛋白饮

主　料：茼蒿 250 克、鸡蛋 3 枚。

调　料：香油、盐各适量。

做　法：

1.将茼蒿洗净，鸡蛋打破取蛋清。

2.茼蒿加适量水煎煮，快熟时，加入鸡蛋清，煮片刻，调入油、盐即可。

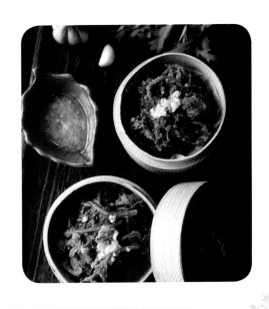

竹笋

开胃稳糖又降压

别　　　名　笋、毛笋、竹芽、竹萌。
性 味 归 经　性微寒，味甘；归胃、
　　　　　　肺经。
建议食用量　每餐100～250克。

营养成分

蛋白质、氨基酸、糖类、钙、磷、铁、胡萝卜素、维生素B_1、维生素B_2、维生素C等。

护心脑血管功效

竹笋的膳食纤维含量高，可延缓肠道中食物的消化和葡萄糖的吸收，有助于控制餐后血糖上升。竹笋的热量、脂肪含量很低，适合高血压、冠心病、肥胖症、糖尿病的患者食用。

黄金搭配

竹笋＋金雀花

金雀花和竹笋同食，具有润肺化痰、健脾补肾的功效。

竹笋＋猪腰

竹笋与猪腰搭配具有滋补肾脏和利尿的功效。

竹笋＋鸡肉

竹笋配鸡肉有暖胃、益气作用。

食用功效

竹笋含有一种白色的含氮物质，构成了竹笋独有的清香，具有开胃、促进消化、增强食欲的作用，可用于治疗胃胀、消化不良、胃口不好等病症；竹笋甘寒通利，其所含有的植物纤维可以增加肠道水分的储留量，促进胃肠蠕动，降低肠内压力，减少粪便黏度，使粪便变软、利排出，用于治疗便秘，预防肠癌；此外，它的高含量纤维素在肠内可以减少人体对脂肪的吸收，减少与高血脂有关疾病的发病率；竹笋中植物蛋白、维生素及微量元素的含量均很高，有助于增强机体的免疫功能，提高防病抗病能力。

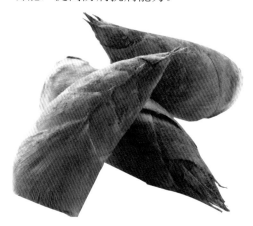

食用宜忌

竹笋含有丰富的粗纤维和草酸，患有胃溃疡、胃出血、肾炎、肝硬化、肠炎、尿路结石者，以及低钙、骨质疏松、佝偻病的人不宜多吃，以免影响钙的吸收。

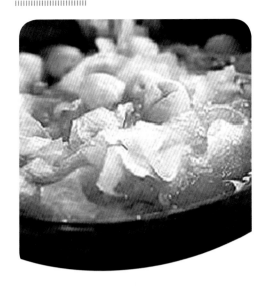

◆ 竹笋银耳汤

主　料：鲜笋尖60克，银耳30克。

辅　料：莲子20克，鸡蛋1个。

调　料：盐5克。

做　法：

1.先将竹笋洗净切片，银耳用水泡发去蒂，莲子去芯，鸡蛋打入碗中搅成糊。

2.锅中放水煮沸，倒入鸡蛋糊，加入竹笋、银耳、莲子，用小火烧5分钟，加盐调味即可食用。

功　效：祛湿利水，润肺养颜。

◆ 鲜嫩笋尖粥

主　料：大米100克，鲜笋尖60克，香菇30克。

调　料：香葱末3克，盐5克。

做　法：

1.大米淘洗干净，备用；笋尖洗净，切斜段，焯水备用；香菇泡发，去蒂，切丝。

2.锅中倒入适量水，放入大米煮开，转小火煮20分钟，加笋尖、香菇丝、香葱末、盐再煮约10分钟即可。

功　效：通血脉、化痰涎、消食胀。

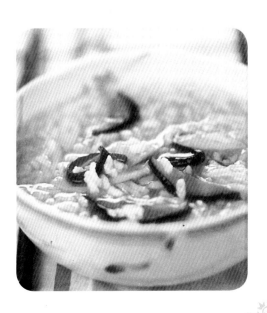

生菜

促进胆固醇排泄

别　　　名	叶用莴笋、鹅仔菜、唛仔菜、莴仔菜。
性味归经	性凉、味甘；归胃、膀胱经。
建议食用量	每餐 100 ~ 200 克。

营养成分

β 胡萝卜素、抗氧化物、维生素 B_1、维生素 B_6、维生素 E、维生素 C、膳食纤维素、镁、磷、钙及少量的铁、铜、锌等。

护心脑血管功效

生菜的热量很低，含有丰富的维生素 C，有促进胆固醇排泄，清除粥样斑块、防治糖尿病并发动脉粥样硬化的作用。

黄金搭配

蒜蓉 + 生菜

蒜蓉生菜有杀菌、消炎和降血糖的作用。

蚝油 + 生菜

蚝油生菜有降血脂、降血压、降血糖、促进智力发育以及抗衰老等功效，还能利尿、促进血液循环。

食用功效

生菜富含水分，故生食清脆爽口，特别鲜嫩。生菜因其茎叶中含有莴苣素，故味微苦，具有镇痛催眠、降低胆固醇、辅助治疗神经衰弱等功效；生菜中还含有甘露醇等有效成分，有利尿和促进血液循环的作用；生菜中含有一种"干扰素诱生剂"，可刺激人体正常细胞产生干扰素，从而产生一种"抗病毒蛋白"，抑制病毒。

饮食宜忌

宜：内热体质、高血脂、肥胖、神经衰弱者食用。

忌：脾胃虚寒者、肾虚小便清长、尿频者不宜多食。

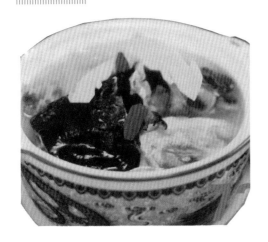

◆ 生菜炖胖头鱼

主　料：胖头鱼1条，生菜300克。

调　料：姜片、食用油、清汤、盐各适量。

做　法：

1.胖头鱼洗净斩块，生菜洗净撕片，姜切片待用。

2.净锅上火，加食用油烧至五成热，将鱼块放入煎至八分熟，捞出控油。

3.净锅上火，放入清汤、鱼块、姜片，大火烧开转小火炖30分钟后，再放入生菜炖开调味即成。

功　效：温补脾胃、减肥强身。

◆ 蚝油生菜

主　料：生菜300克。

调　料：食用油、蚝油、料酒、胡椒粉、精盐、糖、味精、酱油、香油、高汤、水淀粉各适量。

做　法：

1.把生菜洗净。

2.坐锅放水，加精盐、糖、油，煮沸后放生菜。翻个倒出，压干水分倒入盘里。

3.锅中放油，加蒜略炒，加蚝油、料酒、胡椒粉、糖、味精、酱油、高汤，沸后勾芡，淋香油，浇在生菜上即可。

功　效：消脂、减肥、利尿、抑制病毒。

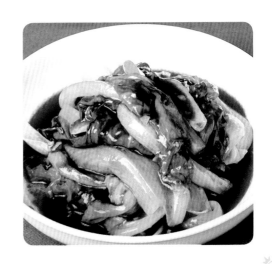

大白菜

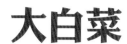

软化血管防血栓

别　　　名　白菜，结球白菜。

性味归经　性平、微寒、味甘；归肠、
胃经。

建议食用量　每餐100～200克。

营养成分

蛋白质、碳水化合物、粗纤维、灰分、胡萝卜素、维生素 B_1、维生素 B_2、烟酸、维生素C、钙、磷、铁、钾、钠、镁、氯、硅、锰、锌、铝、硼、铜、镍、钼、硒等。

护心脑血管功效

白菜所含成分能降低人体胆固醇水平，增强血管弹性，可以有效预防动脉粥样硬化和某些心脑血管疾病。大白菜含有丰富的膳食纤维，不仅能促进胃肠蠕动，还具有降低血糖的作用。

黄金搭配

白菜＋虾米

二者同食，有解热除燥、补肾壮阳、滋阴清肺、健脾开胃之效，常吃有预防便秘、痔疮、动脉硬化、结肠肿瘤和某些心血管疾病的作用，还可有效防治牙龈出血及坏血症。特别适宜体弱乏力、肺热咳嗽者经常食用。

食用功效

大白菜含有丰富的粗纤维，能润肠、刺激肠胃蠕动、促进大便排泄、帮助消化，对预防肠癌有良好作用。秋冬季节空气特别干燥，寒风对人的皮肤伤害极大，大白菜中含有丰富的水分和维生素C、维生素E，多吃大白菜，可以起到护肤养颜的效果。大白菜中还含有对人体有用的硅元素，能够将人体中超标的铝元素迅速转化为硅铝酸盐排出体外，可预防智力衰退、老年痴呆症等。

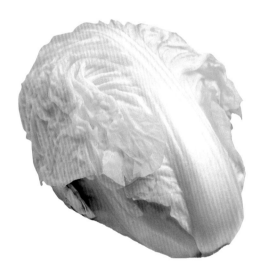

食用宜忌

大白菜在腐烂的过程中会产生毒素，所产生的亚硝酸盐能使人体血液中的血红蛋白丧失携氧能力，使人体发生严重缺氧，甚至有生命危险，所以腐烂的大白菜一定不能食用。

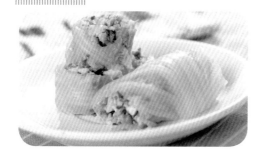

◆ 蒸白菜卷

主　料：白菜 250 克，猪肉 100 克，鸡蛋 2 个。

调　料：大葱、姜、料酒、鸡精、盐、淀粉、胡椒粉、香油各适量。

做　法：

1. 将大白菜叶放入沸水锅中焯一下，再放入冷水中过凉，捞出备用；葱、姜切末备用；将猪肉洗净后剁细成馅备用。

2. 将猪肉馅加入葱末、姜末、料酒、鸡精、精盐、胡椒粉、鸡蛋、香油搅至上劲；将烫好的大白菜摊开，包入搅好的猪肉馅成卷状。

3. 将包好的大白菜卷用旺火蒸 5 分钟，取出装盘。

4. 将锅置于旺火上，倒入滗出的汤汁，再加入适量清水、精盐、鸡精、用水淀粉勾芡，淋入葱姜汁，浇在大白菜卷上即可。

◆ 醋熘白菜

主　料：大白菜 300 克。

配　料：香菜少许。

调　料：香油少许，植物油、香醋、精盐、鸡精、水淀粉各适量。

做　法：

1. 大白菜洗净，去叶留梗，切成厚片。

2. 锅置火上，加入适量水烧沸，放入大白菜焯水，倒入漏勺沥去水分。将香醋、鸡精、精盐、水淀粉加入碗中，调成均匀的味汁。

3. 锅内入油烧热，放入大白菜略煸炒后，倒入味汁，翻炒装盘，撒上香菜即成。

功　效：清热健胃、润肠排毒。

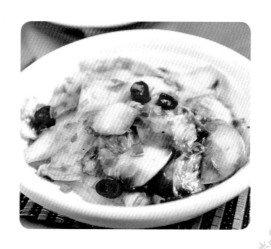

豇豆

富含烟酸调血糖

别　　　名　带豆、裙带豆。

性味归经　性平，味甘咸；归脾、胃经。

建议食用量　每次 100 ~ 200 克。

营养成分

含蛋白质、淀粉、磷、钙、铁、维生素 A、维生素 B_1、维生素 B_2、烟酸等成分。

护心脑血管功效

豇豆中含有较多的烟酸，烟酸是天然的血糖调节剂，对糖尿病患者很有益。豇豆中含有大量的维生素 C，可促进胆固醇的排泄，有效地防治动脉硬化。

饮食宝典

豇豆中含胱氨酸较多。胱氨酸是一种对人体有益的氨基酸，不仅有抗衰老的作用，还可以保护人体免受自由基的不良影响，在医疗上常用于保护人体免受 X 线和核辐射的伤害。因此，经常接触电脑者，可以多吃豇豆，以增强人体对电脑辐射的抵抗能力。中医认为豇豆多食则性滞，故不能一次吃太多，以免胀肚。

食用功效

豇豆含有易于消化吸收的优质蛋白质，适量的碳水化合物及多种维生素、微量元素等，是人体补充营养的良好食物。豇豆所含 B 族维生素能维持人体正常的消化腺分泌和胃肠道蠕动的功能，抑制胆碱酶活性，可帮助消化，增进食欲。豇豆中所含的维生素 C 能促进抗体的合成，提高人体抗病毒的能力。豇豆的磷脂有促进胰岛素分泌、参加糖代谢的作用，是糖尿病患者的理想食品。

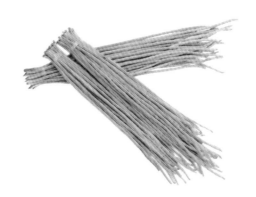

食用宜忌

一般人群均可食用。尤其适合糖尿病、肾虚、尿频、遗精及一些妇科功能性疾病患者多食，气滞便结者应慎食豇豆。豇豆要烹饪热透食用，不熟豆角易导致腹泻、中毒。

养生食谱

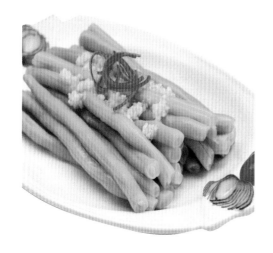

◆ 蒜泥豇豆

主　料：豇豆400克。

辅　料：鲜红椒。

调　料：蒜、香油、盐、味精各适量。

做　法：

1.将豇豆洗净，去"头"掐"尾"后切成段；蒜剁末。

2.鲜红椒切成圈。锅中加水烧沸，放一匙盐后再下豇豆煮熟；捞出沥干水分晾凉，上桌前加入蒜末、红椒圈、盐、香油、味精，拌匀后即可食用。

功　效：健脾、利湿、补肾填精。

◆ 青椒豇豆

主　料：豇豆400克，青椒4个。

调　料：精盐、鸡精、水淀粉、食用油各适量。

做　法：

1.把豇豆洗净，切成3厘米左右的段。

2.青椒去蒂，去子后切成粗丝。

3.炒锅置旺火上，将油烧至七成热，放入青椒丝炒出香味，加少许精盐炒匀，再倒入豇豆同炒。

4.加入小半杯水，加鸡精焖一会儿，用水淀粉勾芡起锅即成。

功　效：健脾利湿、补肾填精、增强免疫力。

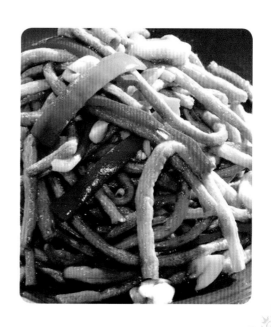

番茄

保护血管抗氧化

别　　名	西红柿、洋柿子。
性味归经	性微寒，味甘、酸；归心、肺、胃经。
建议食用量	每天吃 2 ~ 3 个。

营养成分

蛋白质、葡萄糖、蔗糖、维生素 B_1、维生素 B_2、维生素 C、纤维素和磷、钙、铁、锌等。

护心脑血管功效

番茄含有丰富的番茄红素，而番茄红素有很强的抗氧化能力，可以有效地减少和预防心脑血管疾病，降低心脑血管疾病的发生。而且其中的维生素 B 还可以保护血管，防治动脉粥样硬化和高血压。

生活实用小窍门

西红柿去皮分步骤：

1. 用刀在西红柿底部划个小十字。
2. 将西红柿放入沸水中烫五六秒钟。
3. 立即取出西红柿浸入冷水中。
4. 从十字形部位开始剥皮。

食用功效

番茄含有丰富的维生素、矿物质、碳水化合物、有机酸及少量的蛋白质，有促进消化、利尿、抑制多种细菌的作用。番茄中含有的维生素可以保护血管，治疗高血压，还有推迟细胞衰老、增加人体抗癌能力的作用。番茄中的胡萝卜素可维持皮肤弹性，促进骨骼钙化，防治儿童佝偻病、夜盲症和眼睛干燥症。西红柿中富含番茄碱、谷胱甘肽、红浆果素、葫芦巴碱等成分，能有效降低血糖，而且西红柿所含的脂肪、糖分热量都很低，适合糖尿病患者及肥胖者食用。

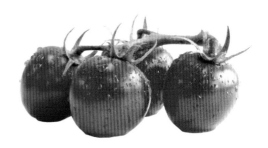

食用宜忌

不要吃不成熟的番茄，因为青色的番茄含有毒的番茄碱，尤其是孕妇食用后，会出现恶心、呕吐、全身乏力等中毒症状，对胎儿发育有害。

养生食谱

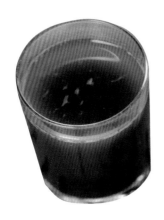

◆ 西红柿汁

主 料：西红柿500克。

做 法：

1.把西红柿洗干净，用热水烫后去皮。

2.再用纱布包好用手挤压出汁倒入杯中，再加入少许的温开水调匀，即可饮用。

功 效：补充维生素，降糖降压。

◆ 西红柿菠菜汁

主 料：菠菜2棵，西红柿1个。

调 料：蜂蜜适量。

做 法：

1.菠菜洗净，焯熟，切成小段。

2.西红柿洗净，切小块。将菠菜、西红柿倒入榨汁机，加凉开水搅打成汁，调入适量蜂蜜即可。

功 效：补充维生素、铁和叶酸。

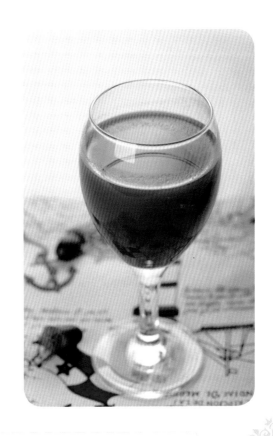

空心菜

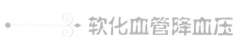

软化血管降血压

别　　　名　藤藤菜、蕹菜、蓊菜、通心菜、无心菜、瓮菜、空筒菜、竹叶菜。

性味归经　性寒，味甘；归肝、心、大肠、小肠经。

建议食用量　每餐 150 ～ 300 克。

营养成分

蛋白质、糖类、无机盐、胡萝卜素、维生素 B_1、维生素 B_2、维生素 C 等。

护心脑血管功效

空心菜富含钾、钙等元素，能有效预防高血压，常吃空心菜可降低血脂、软化血管、稳定血压。

黄金搭配

空心菜 + 尖椒

尖椒配空心菜，是维生素和矿物质的良好搭配，可降血压、止头痛、解毒消肿、防治糖尿病和龋齿。

空心菜 + 鸡肉

空心菜和鸡肉搭配着吃，可以促进人体对维生素 C 的吸收，可有效地降低胆固醇，适合高胆固醇患者食用。

食用功效

空心菜中粗纤维含量极为丰富，由纤维素、木质素和果胶等组成。果胶能使体内有毒物质加速排泄。木质素能提高巨噬细胞吞食细菌的活力，杀菌消炎。空心菜中的大量纤维素，可增进肠道蠕动，加速排便，对于防治便秘及减少肠道癌变有积极的作用。

空心菜中含有丰富的维生素 C 和胡萝卜素，其维生素含量高于大白菜，有助于增强体质，防病抗病。空心菜中的叶绿素，可洁齿防龋，润泽皮肤。

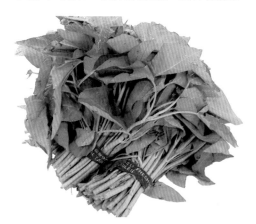

饮食宝典

空心菜生熟皆宜，荤素俱佳，宜大火快炒，避免营养损失。

空心菜遇热容易变黄，烹调时要充分热锅，大火快炒，不等叶片变软即可熄火盛出。因为空心菜加热的时间过短，茎部的老梗会生涩难咽，所以要预先择去。

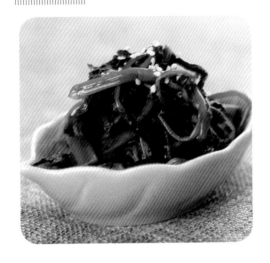

◆ 清炒空心菜

主　料：空心菜500克。

调　料：盐、鸡精、葱、蒜、酱油、植物油各适量。

做　法：

1. 空心菜择洗干净，沥干。葱洗净切碎，蒜洗净切片。

2. 油锅置火上烧热，放入葱、蒜爆香，加入空心菜翻炒数下，放入盐、酱油炒至熟，加入鸡精炒匀即可装盘。

功　效：利尿、清热、凉血。

◆ 凉拌空心菜

主　料：空心菜300克。

辅　料：培根2片。

调　料：大蒜、香油、白砂糖、盐各适量。

做　法：

1. 空心菜洗净，切成段；蒜洗净，切成末。

2. 水烧开，放入空心菜，滚三滚后捞出沥干。

3. 蒜末、白糖、精盐与少量水调匀后，再浇入热香油调成味汁；味汁和空心菜、培根拌匀即可。

功　效：清热凉血、利尿除湿、解毒。

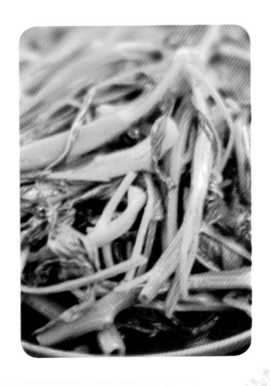

白萝卜

降脂降压利消化

别　　　名	莱菔。
性味归经	性凉，味甘、辛；归脾、胃、肺、大肠经。
建议食用量	每餐100～200克。

营养成分

蛋白质、糖类、碳水化合物、维生素、芥子油、淀粉酶和粗纤维等营养成分。

护心脑血管功效

白萝卜含有丰富的钾元素，能有效预防高血压。白萝卜还富含香豆酸等活性成分，能够降低血糖、胆固醇，促进脂肪代谢，很适合于防冠心病、动脉硬化、胆石症等疾病。

食用宜忌

白萝卜可生食、炒食、煮食，或煎汤、捣汁饮，做药膳，或外敷患处。烹饪中也可作配料和点缀。白萝卜种类较多，生吃以汁多辣味少者为好。

食用功效

白萝卜中的芥子油能促进胃肠蠕动，增进食欲，帮助消化；白萝卜中的淀粉酶能分解食物中的淀粉，使之得到充分的吸收；白萝卜所含的木质素，能提高巨噬细胞的活力，吞噬癌细胞。此外，白萝卜所含的多种酶，能分解致癌的亚硝胺，具有防癌作用。白萝卜还可以降低胆固醇，防止胆结石形成。

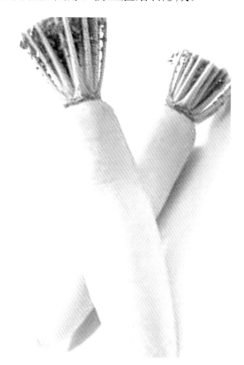

生活实用小窍门

新鲜白萝卜，色泽嫩白、根须笔直、分量较重。捏起来表面比较硬实。如果白萝卜表面的气眼排列均匀，并在一条直线上，大多数情况下是甜心白萝卜，反之，则可能会有些辣。

养生食谱

◆ 萝卜羊肉汤

主　料：白萝卜、净羊肉各400 克，龙眼肉 25 克。

调　料：精盐、黄酒、姜片、羊肉汤各适量。

做　法：

1.白萝卜刨去皮，切成厚片。羊肉切成块，焯水洗净。龙眼肉洗净。

2.砂锅内放羊肉汤、黄酒、姜片，烧开后入羊肉、萝卜、龙眼肉，用中小火炖约 3 小时，至羊肉酥烂，用精盐调味即成。

功　效：助阳补精。

◆ 白萝卜圆白菜汁

主　料：圆白菜叶 4 片，白萝卜半根，柠檬汁适量。

做　法：将白萝卜、圆白菜菜叶洗净，切碎，放入榨汁机中加适量凉开水榨汁，最后加柠檬汁调味即可。

功　效：健脾胃，缓解胃炎。

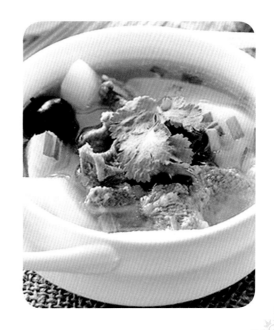

黄豆芽

清热养血补心脑

别　　　名　如意菜。

性 味 归 经　性凉，味甘；归脾、大肠经。

建议食用量　每餐 100 ~ 200 克。

营养成分

蛋白质、脂肪、糖、粗纤维、钙、磷、铁、胡萝卜素、维生素 B_1、维生素 B_2、烟酸、维生素 C 等。

护心脑血管功效

豆芽中所含的维生素 E 能保护皮肤和毛细血管，防止动脉硬化，防治老年高血压。

食用宝典

烹调黄豆芽不可加碱，可加少量食醋，这样才能保持 B 族维生素不被破坏。

烹调过程要迅速，或用油急速快炒，或用沸水略汆后立刻取出调味食用。

不要食用无根豆芽，因为无根豆芽在生长过程中喷洒了除草剂，而除草剂一般都有致癌、致畸等作用。

食用功效

黄豆芽具有清热明目、补气养血、防止牙龈出血、预防心血管硬化及降低胆固醇等功效；春天是维生素 B_2 缺乏症的多发季节，春天多吃些黄豆芽可以有效地防治维生素 B_2 缺乏症；黄豆芽还是美容食品，常吃使头发保持乌黑光亮，对面部雀斑有较好的淡化效果。吃黄豆芽对青少年生长发育、预防贫血等大有好处。常吃黄豆芽还有健脑、抗疲劳、增强免疫力等作用。

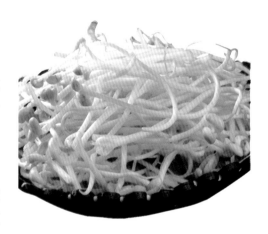

饮食宜忌

宜食：一般人群均可食用。青少年可多食，孕妇多食对缓解妊娠性高血压和产后便秘有一定效果；胃中积热、高血压、硅肺、肥胖症、便秘、痔疮及癫痫患者宜食用。

忌食：黄豆芽性寒，慢性腹泻及脾胃虚寒者不宜食用。

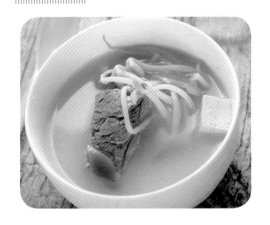

◆ 黄豆芽排骨豆腐汤

主　料：豆腐1盒，黄豆芽200克，排骨400克，青椒150克。

调　料：高汤、香葱段、姜片、盐、胡椒粉各适量。

做　法：

1.豆腐洗净，切块；青椒洗净，去子，切丝；黄豆芽洗净，备用。

2.排骨洗净切小块，在锅中焯烫一下，冲去血水，捞出。

3.将高汤煮沸，下排骨、黄豆芽、姜片，转小火，煮约30分钟，放豆腐、青椒丝，加入盐、胡椒粉、香葱段，搅匀即可。

功　效：清热利水。

◆ 鲜蘑黄豆芽汤

主　料：蘑菇、猪肉各50克，黄豆芽100克。

调　料：植物油、酱油、醋、盐、白糖、香油、水淀粉、姜、高汤、料酒各适量。

做　法：

1.黄豆芽洗净，择去根部，沥干水分；蘑菇洗净，切片；姜洗净，切成细丝；猪肉洗净，切成丝。

2.锅置火上，放入适量植物油烧热后，爆香姜丝，下入猪肉丝；用中火炒，肉变白色时放入黄豆芽、蘑菇片翻炒片刻。

3.加高汤、酱油、料酒，以大火煮沸，转小火煮沸2分钟，待黄豆芽梗呈透明状时，加入醋、白糖和盐调味，用水淀粉勾芡，淋入香油即可。

功　效：降脂降压。

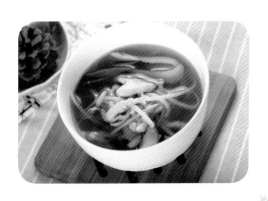

第二节 水果类

柿子

保护血管降血压

别　　　名 米果、猴枣、镇头迦。

性味归经 性寒，味甘、涩；归肺、脾、胃、大肠经。

建议食用量 每天约100克。

营养成分

糖类、碘、维生素A原、维生素C、维生素P、维生素B$_1$、维生素B$_2$、维生素PP、蛋白质、脂肪、膳食纤维素、钙、磷、铁等。

护心脑血管功效

柿子中含大量的维生素C，具有降压、保护心脑血管作用，另外对于心脏病、心梗、中风都大有益处。除此之外，柿子中含有一种酚类化合物，能有效地预防动脉硬化，降低心脑血管疾病发生率。

妙方良方

高血压：鲜柿汁100毫升，煮熟冷牛乳250毫升。把柿汁与牛乳混合，搅拌均匀即成，每日2次饮服。具有软化血管和防治动脉硬化、高血压之效，适用于高血压有中风倾向者。

食用功效

柿子能有效补充人体养分及细胞内液，起到润肺生津的作用；柿子含有大量的维生素和矿物质，柿子中的有机酸等有助于胃肠消化，增进食欲；柿子能促进血液中乙醇的氧化，帮助机体对酒精的排泄，减少酒精对人体的伤害。

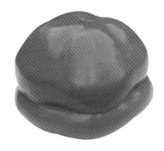

食用宜忌

柿饼表面的柿霜是柿子的精华，不要丢弃。空腹慎吃生柿子，以防患胃柿石症。柿子含单宁酸，尤以柿皮中为甚，易与铁结合，从而妨碍人体对食物中铁的吸收，所以贫血患者应少吃为好，并应尽量少食柿皮。

小贴士

柿子以果皮光滑、没有黑褐色斑点、没有蛀痕的为佳，可用手掂一掂，较重者新鲜。熟透的柿子可以冷冻短期保存，半熟的柿子放入冰箱冷藏，或存放在阴凉、干燥、通风好的地方保存。

养生食谱

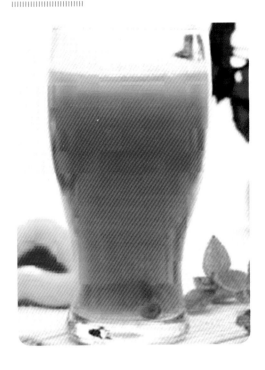

◆ 柿子牛奶汁

主　料：柿子 300 克，牛奶 100 克。

做　法：

1.将柿子洗净去皮，用洁净纱布绞汁备用。

2.将柿子汁加入牛奶中，比例可根据爱好而定，调匀即可饮用。

功　效：止渴，降压。

◆ 柿子果酱

主　料：成熟柿子 600 克。

辅　料：麦芽糖 150 克，细砂糖 100 克，柠檬 1 个。

做　法：

1.柠檬洗净榨出果汁备用；柿子剥皮后切成块状备用。

2.将切好的柿子果肉放入耐酸的锅中，先加入水及柠檬汁用中火煮滚，再转成小火并加入麦芽糖继续熬煮，熬煮时必须用木勺不停地搅拌。

3.待麦芽糖完全溶化后便可加入细砂糖，继续拌煮至酱汁呈浓稠状即可。

功　效：具有增进食欲，涩肠止血的功效。

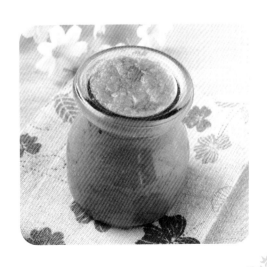

西瓜

软化血管降血脂

别　　　名 寒瓜、夏瓜、水瓜。

性味归经 性寒，味甘；归心、胃、膀胱经。

建议食用量 每天200克左右。

营养成分

蛋白质、葡萄糖、蔗糖、果糖、苹果酸、瓜氨酸、谷氨酸、精氨酸、磷酸、内氨酸、丙酸、乙二醇、甜菜碱、腺嘌呤、蔗糖、胡萝卜素、番茄烃、六氢番茄烃、维生素A、维生素B、维生素C、挥发性成分中含多种醛类。

护心脑血管功效

西瓜营养丰富，但不含胆固醇和脂肪，不会导致血脂升高。同时西瓜富含钾以及多种降脂降压的成分，能有效平衡血脂、调节心脏功能，有效预防冠心病、动脉硬化等症。

经典论述

1. 汪颖《食物本草》："疗喉痹。"

2. 张璐《本经逢原》："西瓜，能引心包之热，从小肠、膀胱下泄。能解太阳、阳明中渴及热病大渴。故有天生白虎汤之称。"

食用功效

西瓜可清热解暑，除烦止渴；西瓜中含有大量的水分，在急性热病发烧、口渴汗多、烦躁时，吃一块又甜又沙、水分十足的西瓜，症状会显著改善；西瓜所含的糖和盐能利尿并消除肾脏炎症，所含的蛋白酶能把不溶性蛋白质转化为可溶的蛋白质，增加肾炎患者的营养；西瓜还含有能使血压降低的钾元素；吃西瓜后尿量会明显增加，这可以减少胆色素的含量，并可使大便通畅，对治疗黄疸有一定作用；新鲜的西瓜汁和鲜嫩的瓜皮可增加皮肤弹性，减少皱纹，增添皮肤光泽。

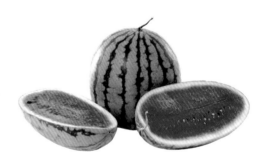

饮食宜忌

宜食：高血压、肾炎、肝炎、胆囊炎、黄疸、中暑、肾炎、尿路感染、口疮、醉酒等患者宜食。

忌食：若素体脾胃虚寒，大便溏泄者，少食为佳。糖尿病、肾功能不全者及感冒患者忌食。

养生食谱

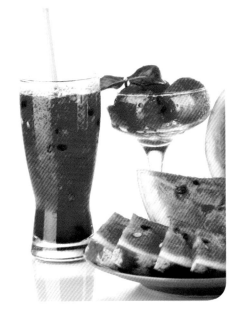

◆ 西瓜荷斛茶

主　料：西瓜肉 100 克。

辅　料：荷叶、石斛各 5 克，绿茶 3 克。

调　料：蜂蜜适量。

做　法：

1.将西瓜肉、荷叶、石斛洗净，放入锅中，用水煎煮，去渣取汁。

2.用药汁冲泡绿茶后，加入蜂蜜，即可饮用。

3.每日1剂。不拘时,代茶饮。

功　效：清热解暑、除烦止渴、利小便。

◆ 西瓜汁

主　料：西瓜 200 克，柠檬1/2个。

调　料：蜂蜜、冰块各适量。

做　法：

西瓜切皮去籽后切成小块，柠檬去皮也切成小块，与蜂蜜、冰块一起打成西瓜汁即可。

功　效：消肿利尿、消暑解渴。

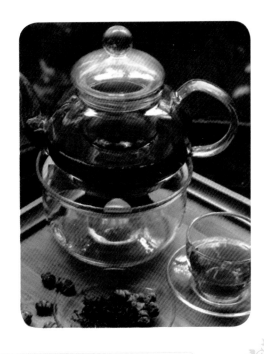

苹果

扩张血管排钠盐

别　　　名	滔婆、柰、柰子、平波。
性味归经	性平，味甘、酸；归脾、肺经。
建议食用量	每天 1 ~ 2 个（200 ~ 300克）。

营养成分

糖类、蛋白质、脂肪、粗纤维、钾、钙、磷、铁、锌、胶质、有机酸、胡萝卜素、维生素 B_1、维生素 B_2、维生素 C、烟酸、山梨醇、香橙素、黄酮类化合物等。

护心脑血管功效

苹果所含的维生素 C 有利于保护心血管，对心脏病患者的健康有益。苹果内含有一定量的钾盐，可以扩张血管，能将人体血液中的钠盐置换出来，并排出体外，降低人体内钠含量，从而有利于降低血压。苹果中含有的磷和铁等元素，易被肠壁吸收，有补脑养血、宁神安眠作用。

黄金搭配

苹果 + 鱼肉

苹果中富含果胶，有止泻的作用，与清淡的鱼肉搭配，营养丰富，美味可口。

食用功效

在空气污染的环境中，多吃苹果可改善呼吸系统和肺功能，保护肺部免受污染和烟尘的影响；苹果中含的多酚及黄酮类天然化学抗氧化物质，可以减少患恶性肿瘤的危险；苹果特有的香味可以缓解压力过大造成的不良情绪，还有提神醒脑的功效；苹果中富含粗纤维，可促进肠胃蠕动，协助人体顺利排出废物，减少有害物质对皮肤的危害；苹果中含有大量的镁、硫、铁、铜、碘、锰、锌等矿物质，可使皮肤细腻、润滑、红润有光泽。

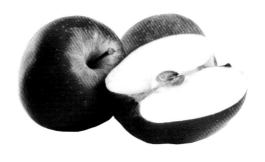

食用宜忌

苹果的营养很丰富。吃苹果时最好细嚼慢咽，这样有利于消化和吸收。食欲不好者不要饭前或饭后马上吃水果，以免影响正常的进食及消化。

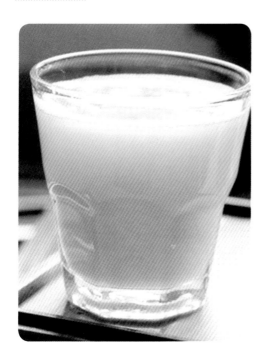

◆ 苹果鸡

主　　料：鸡肉 500 克，苹果 2 个，水发口蘑 25 克。

调　　料：葱、姜、酱油、白糖、盐、淀粉、清汤、植物油各适量。

做　　法：

1.将口蘑切成薄片；将鸡肉切成小块；苹果也切成小块；将鸡块冷水下锅氽烫好后捞出。

2.锅置火上，加植物油煸香葱姜后放入氽烫好的鸡块快炒，放入白糖和醋快速翻炒后倒少许酱油上色，然后加入切好的苹果、清汤，勾薄芡即可。

功　　效：温中益气、活血通脉。

◆ 苹果圆白菜汁

主　　料：圆白菜菜叶 3 片，苹果 1 个。

做　　法：

1.将圆白菜菜叶洗净，撕成小块。

2.苹果洗净，去皮，去核，切小块。

3.将苹果和撕好的菜叶放入榨汁机中，加适量凉开水，榨汁即可。

功　　效：加速口腔溃疡的愈合。

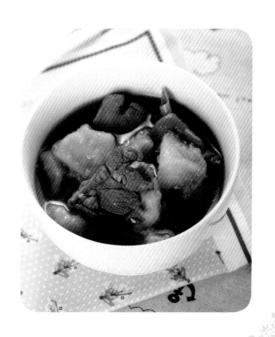

柑橘

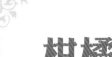

扩张血管抗氧化

别　　　名	蜜橘、朱砂橘、潮州柑。
性味归经	性凉，味甘、酸；归肺、胃经。
建议食用量	每天 1～2 个。

营养成分

糖类（葡萄糖、果糖、蔗糖）、多种矿物质（钙、磷、铁等）、维生素（维生素 A、维生素 C、维生素 P）和果酸，果皮中富含有挥发油、类黄酮、橙皮苷、肌醇及维生素 B，柑橘网络中含有较多量的膳食纤维素与多种维生素。

护心脑血管功效

柑橘内侧薄皮含有膳食纤维及果胶，可以促进通便，并且可以降低胆固醇；橘皮苷可以加强毛细血管的韧性、降血压、扩张心脏的冠状动脉，故柑橘是预防冠心病及动脉硬化的食品，研究证实，食用柑橘可以降低沉积在动脉血管中的胆固醇，有助于使动脉粥样硬化发生逆转。经常食用柑橘有助于预防心脑血管疾病。

小贴士

应选中等个的，因为个大则皮厚，肉实不饱满；个小则发育不好，味欠佳。

食用功效

柑橘富含维生素 C 与柠檬酸，前者具有美容作用，后者则有消除疲劳的作用；另外，柑橘还是水果中不可多得的富含胡萝卜素的水果。

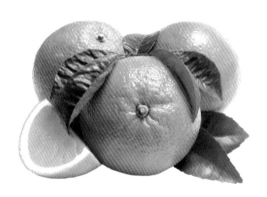

食用宜忌

柑橘富含胡萝卜素，如果短期内过量食用会导致手脚黄染，减少食用后，症状可自行消除。

柑橘如果一次食用过多，就会"上火"，促发口腔炎、牙周炎等症。

降压良方

熟透的鲜橘 2 个。煮熟的冷牛奶100 毫升，蜂蜜适量。将橘子洗净，剥去外层硬皮，分成若干小瓣，挤去核，放入榨汁机榨取汁，然后加入牛奶汁与蜂蜜，调好口味搅拌均匀即成。具有止咳化痰、保肝护肝及降低血压、防治动脉硬化之效。适用于慢性肝炎、高血压且咳嗽痰多者饮服。

养生食谱

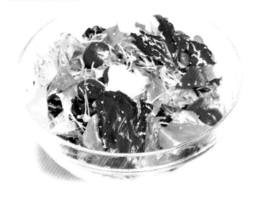

◆ 柑橘拌蔬菜

主　料：柑橘罐头 50 克，圆白菜 20 克，绿豆芽 20 克，裙带菜（干）10 克。

调　料：芝麻油 3 克，酱油 1 克。

做　法：

1.将柑橘罐头的汤汁倒掉，沥干；将圆白菜切成细丝，绿豆芽去根须，裙带菜切碎。所有食料都用热水烫过，以滤网沥干水分。

2.将柑橘、圆白菜、绿豆芽、裙带菜放入料理盆中，搅拌均匀，再以芝麻油和酱油调味，也可以根据个人喜好淋上无油的调味酱。

功　效：补充维生素，降压减脂。

◆ 柑橘汁

主　料：柑橘 1000 克。

做　法：将柑橘洗净，用手剥去皮，果肉分成小瓣，撕去筋和膜，去核，再放入榨汁机中搅打成果汁即可。

功　效：清热凉血、降低血压。适用于高血压患者饮服。

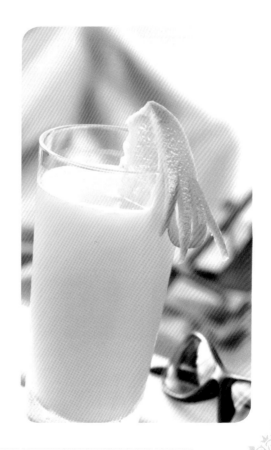

猕猴桃

改善循环防血栓

别　　　名	毛桃、藤梨、奇异果。
性味归经	性寒，味甘、酸；归脾、胃经。
建议食用量	每天1～2个(100～200克)。

营养成分

维生素C、钾元素、糖类、蛋白质、脂肪、磷、钙、镁、铁、胡萝卜素、硫胺素、猕猴桃碱等。

护心脑血管功效

猕猴桃富含的维生素C能明显降低血清总胆固醇及三酯甘油；含有丰富的精氨酸，能有效地改善血液循环，防止血栓的形成，对降低冠心病、高血压、心肌梗死、动脉硬化等心脑血管疾病的发病率有很好的功效。

黄金搭配

猕猴桃+酸奶

猕猴桃与酸奶搭配可促进肠道健康，帮助肠内益生菌的生长，有利于便秘的缓解。

猕猴桃+姜汁

猕猴桃与姜汁相宜，可和胃止呕。

食用功效

猕猴桃含有丰富的膳食纤维，可以促进胃肠蠕动，促进食物的消化。此外，猕猴桃还含有丰富的果胶，果胶有着润肠通便的作用，可以帮助清除肠道中的残留废料，促进排便，改善便秘。同时，果胶还可以控制身体对脂肪的吸收。猕猴桃中的赖氨酸、甲硫氨基酸是帮助肉碱合成的必须氨基酸。而肉碱则是促进脂肪燃烧的有效成分，可以将体内多余的脂肪转换成为热量。

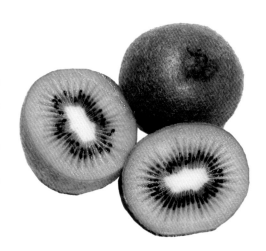

食用宜忌

宜食：高血压、心脏病、动脉硬化、消化道疾病、肿瘤患者和孕妇食用。

忌食：脾胃虚寒者不宜多食。

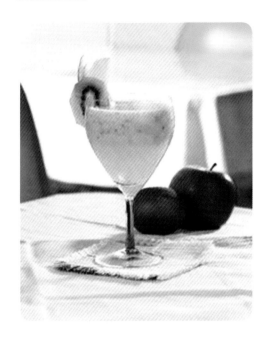

◆ 迷你三明治

主　料：吐司面包4片，猕猴桃1个，三明治火腿1片。

辅　料：草莓果酱20克，卡夫奇妙酱15克，生菜30克。

做　法：

1. 吐司面包切去边皮备用。

2. 猕猴桃切成薄片，三明治火腿顶刀切成片备用。

3. 面包片上均匀码放猕猴桃片，抹上草莓果酱，压上一片面包片，再放上生菜叶和火腿片，抹上卡夫奇妙酱盖上一片面包，轻压下，用刀对角切成三角形即可食用。

◆ 猕猴桃菠萝苹果汁

主　料：猕猴桃1个，菠萝半个，苹果1个。

做　法：

1. 猕猴桃用勺将果肉挖出。

2. 苹果洗净，去核，切块。

3. 菠萝去皮，切块，用淡盐水浸泡10分钟。

4. 将猕猴桃、苹果和菠萝倒入榨汁机中，加适量凉开水，搅打成汁即可。

功　效：润燥通便，防止老年斑形成。

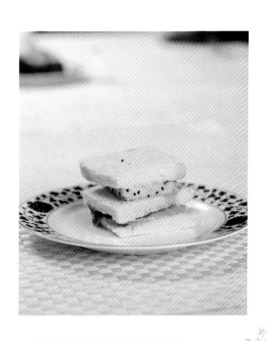

柠檬

降糖降压护血管

别　　名 柠果、黎檬、洋柠檬。

性味归经 性凉，味酸;归肝、胃经。

建议食用量 每次 100～200 克。

营养成分

维生素 C、糖类、钙、磷、铁、维生素 B_1、维生素 B_2、烟酸、奎宁酸、柠檬酸、苹果酸、橙皮苷、柚皮苷、香豆精、高量钾元素和低量钠元素等。

护心脑血管功效

柠檬富含维生素 C 和维生素 P，能增强血管弹性和韧性，能缓解钙离子促使血液凝固的作用，可预防和治疗高血压和心肌梗死症状。青柠檬中含有一种近似胰岛素的成分，可以使异常的血糖值降低。

食用宜忌

宜食：暑热口干烦渴、消化不良、胃呆呃逆、维生素 C 缺乏、肾结石、高血压、心肌梗死等患者。

忌食：柠檬味极酸，易伤筋损齿，不宜食过多。牙痛患者、糖尿病患者忌食。

食用功效

柠檬含有丰富的有机酸，有很强的杀菌作用，对保持食品卫生很有好处；柠檬富有香气，能祛除肉类、水产的腥膻之气，并能使肉质更加细嫩；柠檬还能促进胃中蛋白分解酶的分泌，增加胃肠蠕动。

柠檬汁中含有大量柠檬酸盐，能够抑制钙盐结晶，从而阻止肾结石形成，甚至可溶解已形成的结石。所以食用柠檬能防治肾结石，使部分慢性肾结石患者的结石减少、变小。

柠檬中的柠檬酸有收缩、增固毛细血管，降低通透性，提高凝血功能及血小板数量的作用；鲜柠檬维生素含量极为丰富，是美容的天然佳品，能防治和消除皮肤色素沉着，具有美白作用。

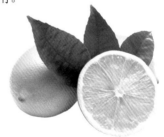

黄金搭配

柠檬 + 芦荟

饮用含柠檬汁的酸味饮料可帮助产生唾液，但口腔黏膜破损者，为避免疼痛加剧不适合喝柠檬汁，可直接饮用芦荟加冰糖，因芦荟可抑制炎症、祛除疼痛。

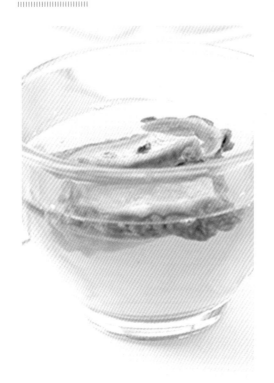

◆ 芹菜柠檬汁

主　　料：芹菜（连叶）30克，柠檬半个，苹果1个。

调　　料：精盐、冰片各少许。

做　　法：

1.芹菜选用新鲜的嫩叶，洗净后切段。

2.去皮的柠檬、苹果、切段的芹菜全部放进压榨器中榨汁。

3.加入少许精盐与冰片，调匀后即可饮用。

功　　效：降压减脂。

◆ 柠檬苦瓜茶

主　　料：苦瓜30克，柠檬草、荷叶各6克，蜂蜜适量。

做　　法：

1.将苦瓜切片，加入热水中煮沸。

2.加入荷叶、柠檬草冲泡10分钟后，加入蜂蜜，即可饮用。

3.每日1剂，分2次温服。

功　　效：清热解毒，防中暑。

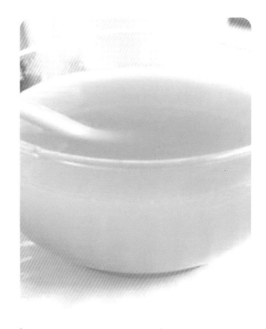

草莓

营养血管防硬化

别　　　名　大草莓、士多啤梨、红莓、地莓。

性味归经　性凉，味甘、酸；归肺、脾经。

建议食用量　每次10个。

营养成分

维生素 C、维生素 A、维生素 E、维生素 PP、维生素 B_1、维生素 B_2、胡萝卜素、鞣酸、天冬氨酸、铜、草莓胺、果胶、纤维素、叶酸、铁、钙、鞣花酸与花青素等。

护心脑血管功效

草莓中含有丰富的花青素，能增强血管弹性，改善循环系统功能，从而降低血压。草莓中富含果胶及纤维素，可加强胃肠蠕动，加速肠道内胆固醇的排泄，还能改善便秘，对防治高脂血症、高血压、动脉硬化以及冠心病均有较好的作用。

经典论述

《本草纲目》："补脾气，固元气，制伏亢阳，扶持衰土，壮精神，益气，宽痞，消痰，解酒毒，止酒后发渴，利头目，开心益志。"

食用功效

草莓对胃肠道和贫血均有一定的滋补调理作用，可以预防维生素 C 缺乏病；草莓含丰富的单宁，在体内可吸附和阻止致癌物质的吸收；草莓中含有天冬氨酸，可以清除体内的重金属离子。

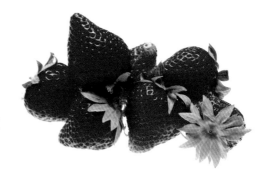

食用宜忌

食用未洗净的草莓，可能引起恶心、呕吐、腹泻等症状。因此，洗草莓时，应将草莓放在流动的水下冲洗，而且洗前不要摘除果蒂，否则不但味道变差，也会导致维生素 C 流失。洗后的草莓可先用盐水浸泡约 5 分钟，以使细菌等微生物受到抑制。

黄金搭配

草莓 + 红糖

草莓与红糖同食，有消热止咳、利咽润肺的功效。

养生食谱

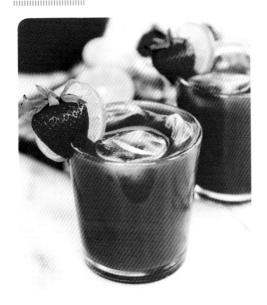

◆ 草莓蜜瓜菠菜汁

主　料：草莓、菠菜、蜜柑各50克，蜜瓜120克。

辅　料：冰块少许。

做　法：

1.将草莓用淡盐水洗净，去蒂；蜜瓜去皮，切成块；蜜柑剥皮后去籽；菠菜连根洗净备用。

2.将草莓、蜜柑、菠菜、蜜瓜放进榨汁机中倒入少量冰开水压榨成汁即可。

功　效：防治便秘、健胃健体。

◆ 草莓柠檬汁

主　料：草莓10个，柠檬半个。

做　法：

1.草莓先在淡盐水中浸泡10分钟，再用清水洗净，去蒂切成小块；柠檬洗净，切成小块。

2.将草莓和柠檬放进榨汁机中，倒入少量凉开水，榨汁即可。

功　效：补血润肤、开胃健脾，改善心情。

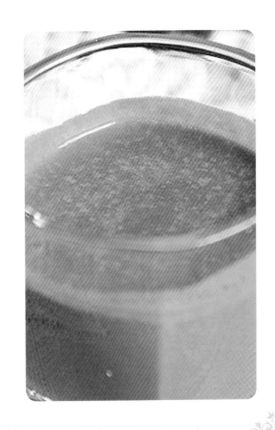

葡萄

降低血压防血栓

别　　名 草龙珠、山葫芦、蒲桃、菩提子。

性味归经 性平，味甘、酸；归肺、脾、肾经。

建议食用量 每天100克。

营养成分

葡萄糖、果酸、钙、钾、磷、铁、维生素 B_1、维生素 B_2、维生素 B_6、维生素 C、维生素 P、氨基酸等。

护心脑血管功效

葡萄中含有的黄酮类化合物能起到降低血压的作用，对高血压患者十分有益。葡萄汁与葡萄酒都含有白黎芦醇，是降低胆固醇的天然物质。研究发现，对预防心脑血管病有一定作用。

黄金搭配

葡萄+糯米

葡萄与糯米相宜，二者一起食用，可以增加糯米的美味和口感。

葡萄+山药

葡萄与山药搭配有调脾、补虚养身的功效。

食用功效

葡萄中的糖份主要是葡萄糖，能很快被人体吸收。当人体出现低血糖时，及时饮用葡萄汁，可很快使症状缓解；葡萄中含的类黄酮是一种强抗氧化剂，可抗衰老，并可清除体内自

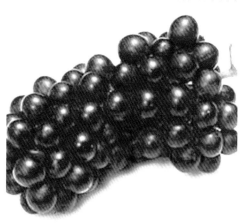

食用宜忌

宜食：肾炎、高血压、水肿患者，儿童、孕妇、贫血患者，神经衰弱、过度疲劳、体倦乏力、未老先衰者，肺虚咳嗽、盗汗者，风湿性关节炎、四肢筋骨疼痛者，恶性肿瘤患者尤其适合食用。

忌食：糖尿病患者、便秘者、脾胃虚寒者应少食。忌与海鲜、鱼、萝卜、四环素同食，服用人参者忌食，吃后不能立刻喝水，否则易引发腹泻。

养生食谱

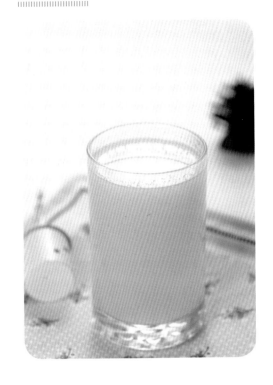

◆ 葡萄三明治

主　料：全麦面包1个，葡萄干、葡萄果酱、乳酪粉、生菜、西红柿各适量。

做　法：

1.将全麦面包放入微波炉或者烤箱中略烤一下，取出切成片。

2.先在一片烤面包的表面抹上一层葡萄果酱，然后把葡萄干、西红柿、生菜放在上面，再撒上适量乳酪粉，用另一面包片夹着即可食用。

功　效：滋补强壮，补血。

◆ 葡萄汁

主　料：葡萄150克，苹果1/2个。

做　法：

1.葡萄洗净去皮去籽，苹果洗净去皮去核切小块。

2.将两种水果分别放入榨汁机中榨汁，然后将两种果汁混合煮沸。

3.按1∶1的比例兑入白开水，即可饮用。

功　效：补气养血。

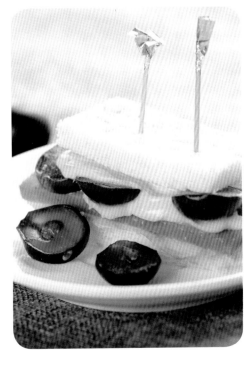

桑椹

滋阴养血降血脂

别　　　名	桑实、乌椹、文武实、黑椹、桑枣、桑椹子、桑果、桑粒。
性味归经	味甘，性寒；归心、肝、肾经。
建议食用量	内服：煎汤，10～15克；或熬膏、浸酒、生啖；或入丸、散。外用：适量，浸水洗。

营养成分

葡萄糖、鞣酸、苹果酸、维生素 B_1、维生素 B_2、维生素 C、胡萝卜素、脂肪酸、钙等。

护心脑血管功效

桑椹中所含有的芦丁、槲皮素等黄酮类化合物具有降血脂、抗血栓、缓解动脉粥样硬化的生理调节作用。桑椹也富含维生素 E、亚油酸、膳食纤维等降血脂功能成份。

注意事项

桑椹不可多食久服，否则易致鼻出血。脾胃虚寒腹泻的人勿服。孕妇忌用。小儿不宜食用。

功用疗效

桑椹含有乌发素，能使头发变得黑而亮泽；桑椹有改善皮肤（包括头皮）血液供应、营养肌肤、使皮肤白嫩等作用，并能延缓衰老；桑椹富含微量元素硒，可以增强人体免疫力；桑椹主入肝肾，善滋阴养血、生津润燥，适于肝肾阴血不足及津亏消渴、肠燥等症；常适量食用桑椹可以明目，缓解眼睛疲劳干涩的症状。

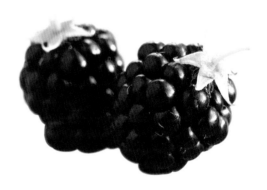

小贴士

早在两千多年前，桑椹就已是中国皇室御用的补品。因其特殊的生长环境，使桑椹具有天然、无污染的特点，所以桑椹又被称为"圣果"。桑椹有黑、白两种，鲜食以紫黑色为佳。

养生食谱

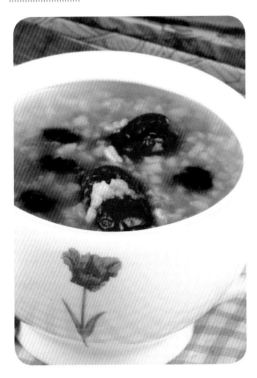

◆ **桑椹香蕉牛奶**

主　料：桑椹10个，香蕉1根，牛奶100毫升。

做　法：

1.桑椹洗净，香蕉去皮切段。

2.将桑椹、香蕉和牛奶一起放入榨汁机中搅打均匀即可。

功　效：减压安神、滋阴补血。

◆ **桑椹红枣粥**

主　料：桑椹20克，红枣10颗，粳米100克。

调　料：冰糖20克。

做　法：

1.桑椹去杂质洗净，红枣洗净去核。

2.将桑椹、红枣放入锅中，置于武火上烧开，再用文火煮20分钟，加入冰糖，熬化即可。

功　效：滋阴养血、补脾胃。

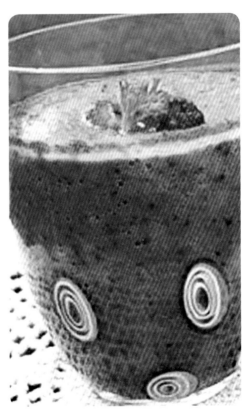

第三节　五谷豆类

红薯

·——③·低脂低热低胆固醇

别　　　名　蕃薯、地瓜、甘薯。

性味归经　性平，味甘；归脾、胃、
　　　　　　大肠经。

建议食用量　每次约150克。

营养成分

糖、蛋白质、脂肪、粗纤维、胡萝卜素、维生素、镁、钙、磷、铁等。

护心脑血管功效

红薯含有丰富的淀粉、维生素、纤维素等人体必需的营养成分，还含有丰富的镁、磷、钙等矿物元素和亚油酸等。这些物质能控制胆固醇的沉积，保持血管弹性，防治亚健康和心脑血管疾病。

食用宜忌

红薯适宜放置在阴凉、通风、干燥处保存。需注意防潮、防霉。清洗时要注意，用刷子轻轻刷掉红薯表皮上的泥土，刷洗干净即可，尽量不要破坏红薯的外皮，以免导致红薯贮存时间变短。

食用功效

红薯含有丰富的糖、纤维素和多种矿物质、维生素，其中胡萝卜素、维生素C和钾尤多。经过蒸煮后，甘薯内部淀粉发生变化，膳食纤维增加，能有效刺激肠道的蠕动，促进排便。甘薯中还含有大量黏液蛋白，能够防治肝脏和肾脏结缔组织萎缩，提高人体免疫力。甘薯中还含有丰富的矿物质，对于维持和调节人体功能，起着十分重要的作用，其中的钙和镁可以预防骨质疏松症。甘薯中还含有很多植物化学物质，能够防治结肠癌和乳腺癌。

经典论述

《本草纲目拾遗》载红薯"补中，和血，暖胃，肥五脏。白皮白肉者，益肺生津。煮时加生姜一片调中与姜枣同功；同红花煮食，可理脾血，使不外泄"。

养生食谱

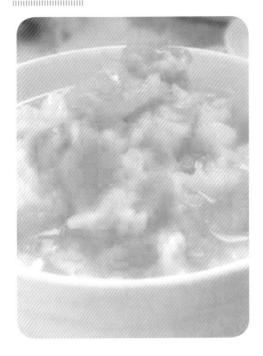

◆ 红薯桂圆汤

主　料：玉竹末3克，炙甘草末2克，桂圆肉5克，红薯50克。

做　法：红薯洗净，带皮切块，用500毫升的水加其他药材一起煮沸后，转小火炖煮2分钟即可。

功　效：缓解脂肪肝引起的不适。

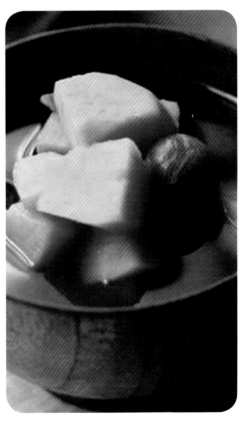

◆ 红薯粥

主　料：红薯500克，粳米100克。

做　法：

1.将洗净的红薯去皮切成丁，粳米淘洗干净。

2.在锅中放入适量的清水，将红薯丁和粳米放进去一起煮粥。

3.先用大火烧开，然后再换成小火熬成粥即可。

功　效：养胃润肠。

玉米

降胆固醇护血管

别　　名　棒子、苞米、苞谷、玉蜀黍。

性味归经　性平，味甘；归脾、胃、肾经。

建议食用量　每餐 80 ~ 100 克。

营养成分

蛋白质、脂肪、淀粉、维生素 B_1、维生素 B_2、维生素 B_6、维生素 A、维生素 E、胡萝卜素、纤维素及磷、钙、铁等。

护心脑血管功效

玉米含有丰富的钙、磷、硒和卵磷脂、维生素 E 等，均具有降低胆固醇的作用。玉米含有的不饱和脂肪酸中，亚油酸的比例高达 60% 以上，它和玉米胚芽中的维生素 E 协同作用，可降低血液胆固醇浓度并防治其沉积于血管壁，对冠心病、动脉粥样硬化、糖尿病、高脂血症及高血压等都有一定的预防和治疗作用。

经典论述

1.《本草推陈》："煎服有利尿之功。"

2.《本草纲目》："调中和胃。"

食用功效

玉米是一种减肥食物。因为玉米是一种粗纤维食物，同等的玉米和米饭相比所含的热量是相差无几的，但是玉米可以帮助肠道蠕动，进而促进消化和吸收，减少体内脂肪的堆积，对减肥有不错的辅助作用。

玉米中还含有一种长寿因子——谷胱甘肽，它在硒的参与下，生成谷胱甘肽还原酶，具有清除自由基、延缓衰老的功效。

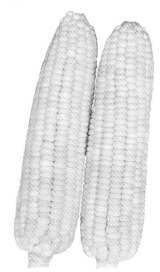

食用宜忌

宜食：脾胃气虚、气血不足、营养不良、动脉硬化、高血压、高脂血症、冠心病、心血管疾病、肥胖症、脂肪肝、记忆力减退、习惯性便秘、慢性肾炎水肿等患者以及中老年人食用。

忌食：脾胃虚弱者，食后易腹泻。

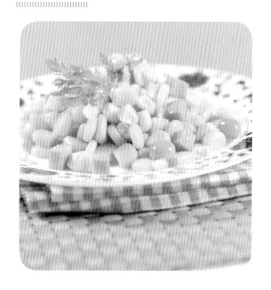

◆ 玉米饼

主　　料：玉米粉 500 克。

调　　料：砂糖、食用油各适量。

做　　法：

1. 将麦芽糖倒入水中混合，再倒入锅中烧开。

2. 糖水沸腾后，倒入玉米粉，搅拌均匀和成面团。

3. 将面团擀成厚片。

4. 凉油下锅，炸至面饼呈金黄色即可。

功　　效：解饥，增强免疫力。

◆ 松仁玉米

主　　料：玉米粒 200 克。

辅　　料：松仁 50 克。

调　　料：盐 2 克，香油 3 克，鸡粉 2 克，植物油适量。

做　　法：

1. 玉米粒焯水。

2. 热锅后，放入松仁炒香后即可盛出，注意不要在锅内停留太久。

3. 锅中加植物油烧热，加入玉米粒，炒至熟，再加炒香的松仁和鸡粉、盐、香油即可。

功　　效：益气健脾、润燥滑肠、降脂降糖。

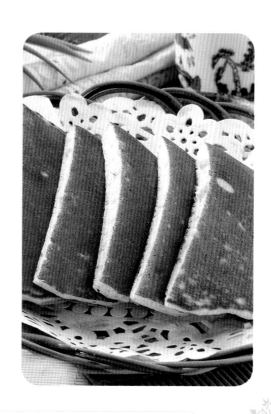

荞麦

扩张血管护心脑

别　　名　乌麦、三角麦、荞子、胡荞麦。

性味归经　性凉，味甘；归脾、胃、大肠经。

建议食用量　每餐 50 ~ 100 克。

营养成分

蛋白质、赖氨酸、淀粉、B族维生素、维生素E、铬、磷、钙、铁、赖氨酸、氨基酸、脂肪酸、亚油酸、烟碱酸、烟酸、芦丁等。

护心脑血管功效

荞麦中含有大量镁、黄酮化合物、烟酸，能降低毛细血管的通透性及脆性，有助于扩张血管，对防治高血压、冠心病有很好的作用。荞麦含有丰富的维生素，可降低血脂和胆固醇，软化血管，是治疗高血压和心血管病的重要补助食品。

经典论述

1.《本草纲目》："降气宽肠，磨积滞，消热肿风痛，除白浊白带，脾积泄泻。"

2.《安徽药材》："治淋病。"

3.《中国药植图鉴》："可收敛冷汗。"

食用功效

荞麦不仅营养丰富，还具有很高的药用和保健价值。荞麦丰富的蛋白质中含有十几种天然氨基酸，有丰富的赖氨酸成分，铁、锰、锌等矿物质也比一般谷物含量高。荞麦含有营养价值高、平衡性良好的植物蛋白质，这种蛋白质在体内不易转化成脂肪，所以不易导致肥胖。另外荞麦中所含的食物纤维是人们常吃主食品面和米的八倍之多，具有良好的预防便秘作用，经常食用对预防大肠癌和肥胖症有益。

荞麦中的某些黄酮成分还具有抗菌、消炎、止咳、平喘、祛痰的作用，因此，荞麦还有"消炎粮食"的美称。

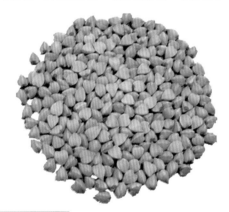

食用宜忌

荞麦一次不可食用过多，否则易造成消化不良。在食用荞麦时，要注意和其他谷物搭配，这样才能发挥其最大的食用保健效果。

养生食谱

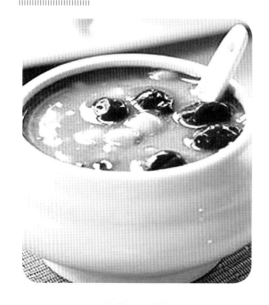

◆ 豆沙荞麦饼

主　料：全麦面粉 100 克，荞麦面 150 克，红豆 100 克。

辅　料：面粉 100 克，亚沙 200 克，矿泉水 200 克。

调　料：白糖 60 克，泡打粉 5 克，酵母 5 克。

做　法：

1. 全麦面粉、荞麦面、面粉、加泡打粉酵母加矿泉水和成面团。

2. 红豆加少许水蒸熟，加白糖炒成豆沙。

3. 面团下剂包入豆沙擀成饼状烙熟，两面成金黄色即可。

功　效：开胃宽肠、健脾利湿。

◆ 荞麦粥

主　料：荞麦 200 克。

辅　料：鸡腿肉片、土豆、胡萝卜、扁豆各适量。

调　料：高汤适量，低盐酱油 10 克，盐 2 克。

做　法：

1. 锅中加入适量清水，放入荞麦煮 20 分钟，捞出沥水。

2. 加入调料高汤、低盐酱油、盐煮开后放入荞麦米、鸡腿肉片和土豆、胡萝卜、扁豆一起煮 20 分钟，至所有材料变软即可。

功　效：开胃宽肠、下气消积。

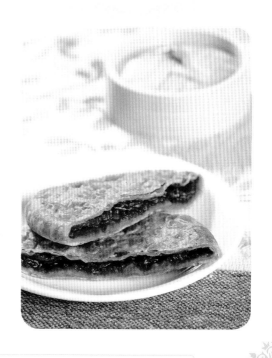

蚕豆

健脾利湿缓硬化

别　　　名　胡豆、佛豆、川豆、倭豆、罗汉豆。

性味归经　性平、味甘；归脾、胃经。

建议食用量　每餐50～100克。

营养成分

蛋白质、碳水化合物、粗纤维、磷脂、胆碱、维生素 B_1、维生素 B_2、烟酸和钙、铁、磷、钾等多种矿物质，尤其是磷和钾含量较高。

护心脑血管功效

蚕豆中的蛋白质含量丰富，仅次于大豆，并且氨基酸种类较为齐全，而且蚕豆不含胆固醇，因此可以预防心脑血管疾病，蚕豆中的维生素C有延缓动脉硬化的作用。

小贴士

要将蚕豆晒干，放进密闭的袋子或者罐子中，置于通风、干燥处，使蚕豆相对处在干燥、低温、黑暗和隔离外部空气的条件下，有防止豆粒变色和抑制害虫发生的作用。蚕豆一般清洗一至两遍，淘去杂质即可。

食用功效

蚕豆中含有丰富的钙，有利于骨骼对钙的吸收与钙化，能促进人体骨骼的生长发育。蚕豆中含有调节大脑和神经组织的重要成分钙、锌、锰、磷脂等，并含有丰富的胆石碱，有增强记忆力的健脑作用，对学生及脑力工作者非常有益。

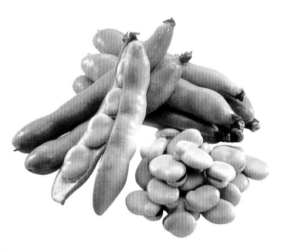

食用宜忌

蚕豆一般人都可食用，尤其适宜老人、考试期间的学生、脑力工作者、高胆固醇患者、便秘者食用。但中焦虚寒者不宜食用，蚕豆过敏者应忌食。有遗传性血红细胞缺陷症者，以及痔出血、消化不良、尿毒症者不宜多食。需要注意的是，蚕豆不可生吃，应将生蚕豆多次浸泡且焯水后再进行烹制。

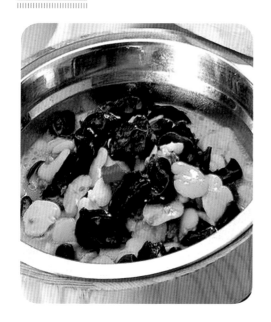

◆ 海蜇头炒蚕豆

主　料：海蜇头适量，鲜蚕豆 100 克。

辅　料：木耳适量。

调　料：植物油、料酒、香油、醋、调味料各适量。

做　法：

1.将海蜇头焯水，用凉开水反复冲洗干净；蚕豆洗净，焯水备用；木耳泡发洗净备用。

2.锅内放植物油烧热，下入蚕豆、木耳、海蜇头同炒，放入调味料、醋、料酒、香油翻炒均匀后即可。

◆ 蚕豆炒韭菜

主　料：水发蚕豆 200克，韭菜 150 克。

调　料：植物油、调味料、生姜末、料酒、香油各适量。

做　法：

1.蚕豆去壳，韭菜洗净沥干后切段备用。

2.往锅中加入植物油预热，放入生姜末爆炒。

3.将蚕豆放入锅中，再加水 1/2 杯炒至熟软。

4.最后加入韭菜及其余调味料拌炒片刻即成。

功　效：健胃消食、保肝护肾、通利肠胃。

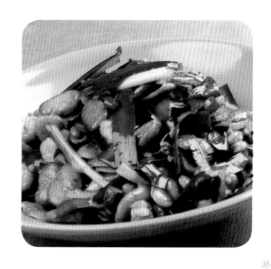

黄豆

减少胆固醇堆积

别　　名	黄大豆、菽豆。
性味归经	性平，味甘；归脾、大肠经。
建议食用量	每天约 40 克。

营养成分

蛋白质、优质脂肪、氨基酸和磷、钙、铁、锌等。

护心脑血管功效

黄豆含有一种异黄酮，能降低血压和胆固醇，其所含不饱和脂肪酸能减少人体动脉壁上的胆固醇沉积，对防治动脉硬化、高血压、冠心病、糖尿病等很有好处。

饮食宝典

大豆可以加工成豆腐、豆浆、腐竹等豆制品，还可以提炼大豆异黄酮。其中，发酵豆制品包括腐乳、臭豆腐、豆瓣酱、酱油、豆豉、纳豆等。而非发酵豆制品包括水豆腐、干豆腐（百页）、豆芽、卤制豆制品、油炸豆制品、熏制豆制品、炸卤豆制品、冷冻豆制品、干燥豆制品等。另外，豆粉则是代替肉类的高蛋白食物，可制成多种食品。

食用功效

黄豆蛋白质中所含人体必需氨基酸比较齐全，尤其富含赖氨酸，正好补充谷类赖氨酸不足的缺陷，而黄豆中缺乏的蛋氨酸，又可从谷类得到补充，因此谷豆混食是科学的食用方法。黄豆脂肪中的亚麻酸及亚油酸，有降低胆固醇的作用；卵磷脂含量也较多，对神经系统的发育有好处。

黄豆中含有较多的黄豆异黄酮，这是一种植物雌激素，对骨骼健康和缓解女性更年期症状有益。黄豆中的钙对预防小儿佝偻病及老年人骨质疏松很适宜，对神经衰弱和体虚者也大有裨益。

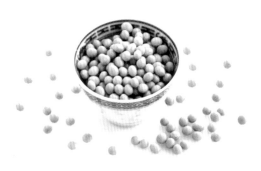

黄金搭配

黄豆 + 小米

具有降低血糖、血脂，减肥的功效。

黄豆 + 鲤鱼

具有健脾祛湿、收敛止带、通乳养颜的功效。

养生食谱

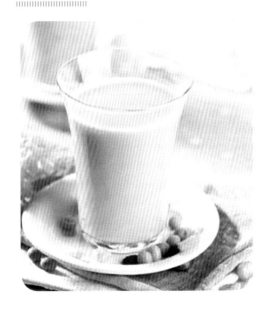

◆ 黄豆蒸南瓜

主　料：黄豆100克，圆南瓜1个。

调　料：香油、葱、蒜各适量。

做　法：

1.黄豆泡发12小时，洗净备用。

2.南瓜洗净，用小刀切出锯齿状，用勺子将南瓜子挖出，用水冲洗干净。将黄豆放入南瓜盅中，并放入葱、蒜，再放入蒸锅内蒸15分钟左右。

3.出锅前淋上香油即可食用。

功　效：健胃消食、补脾益气、消热解毒。

◆ 蜜枣黄豆牛奶

主　料：黄豆粉20克，干蜜枣15克，鲜奶240毫升，蚕豆50克。

调　料：冰糖20克。

做　法：

1.将干蜜枣用温水泡软洗净备用。

2.蚕豆用开水煮熟剥掉外皮，切成小丁备用。

3.将黄豆粉、干蜜枣、鲜牛奶、煮熟的蚕豆放入果汁机内搅2分钟，倒入杯中加入冰糖即可饮用。

功　效：清凉解渴、补铁养血。

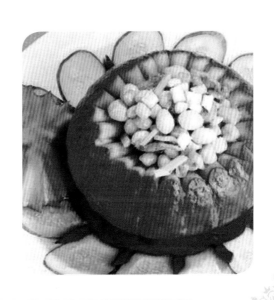

绿豆

解毒又降胆固醇

别　　名　青小豆、植豆。
性味归经　性凉，味甘;归心、胃经。
建议食用量　每餐 40 ~ 80 克。

营养成分

蛋白质、脂肪、碳水化合物、维生素 B_1、维生素 B_2、胡萝卜素、烟碱酸、叶酸、钙、磷、铁等。

护心脑血管功效

绿豆里包含一种球蛋白与多糖成分，可以增进人体内胆固醇在肝脏分解成胆酸，加速胆汁里胆盐排出与降低小肠对胆固醇的吸收。绿豆里的多糖成分还能够增强血清脂蛋白酶活性，使脂蛋白里三酰甘油水解，达到降低血脂的治疗效果，从而可以防治高血脂、冠心病、心绞痛。

食用宜忌

绿豆具有解毒作用。经常在有毒环境下工作或接触有毒物质的人，可经常食用绿豆来解毒保健。由于绿豆有解毒作用，服用中药特别是温补中药时不要吃绿豆食品，以免降低药效。脾胃虚寒滑泄者勿食。

食用功效

绿豆营养丰富，药用价值也很高，其所含的蛋白质、卵磷脂均有兴奋神经、增进食欲的功效，为人体许多重要脏器增加营养所必需；绿豆对葡萄球菌以及某些病毒有抑制作用，能清热解毒；绿豆中含有的胰蛋白酶抑制剂，能减少蛋白质分解，能够有效保护肾脏。

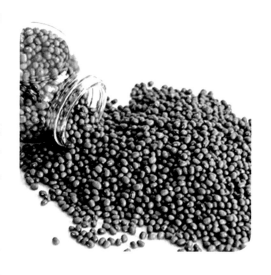

黄金搭配

绿豆 + 百合
具有清热润肺、消暑生津的功效。
绿豆 + 莲藕
具有疏肝利胆、养心降压的功效。

养生食谱

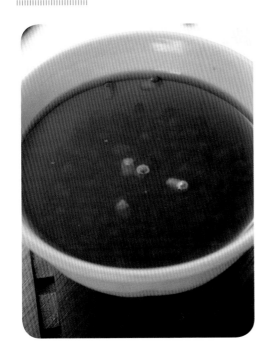

◆ 清爽绿豆饮

主　料：绿豆 200 克，山楂糕、莴笋各 50 克。

调　料：冰糖适量。

做　法：

1.将绿豆洗净泡发，然后放入高压锅中，加入适量水，煮 15 分钟左右。

2.莴笋切成菱形块，和煮烂的绿豆一起放入豆浆机中，加入适量清水，打成浆。

3.把山楂糕切成小丁，在打好的绿豆汁中放入山楂糕和冰糖即可。

功　效：解毒、消食、化滞。

◆ 绿豆汤

主　料：绿豆 100 克。

调　料：冰糖适量。

做　法：

1.将绿豆洗净备用。

2.锅内放清水烧开，然后放入绿豆，用大火烧煮，煮至汤水将收干时，添加滚开水，再煮 15 分钟，绿豆就开花酥烂。

3.加入冰糖，再煮 5 分钟即可。

功　效：清热解毒、止渴利尿。

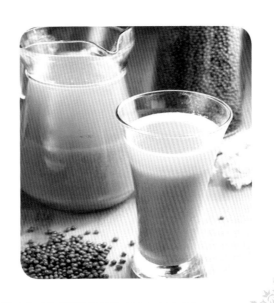

黑豆

降胆固醇护血管

别　　名　黑黄豆、乌豆、料豆。

性味归经　性平，味甘；归脾、肾经。

建议食用量　每餐约30克。

营养成分

蛋白质、脂肪、维生素、微量元素、皂苷、黑豆色素、黑豆多糖、异黄酮等。

护心脑血管功效

黑豆中含有亚油酸、卵磷脂、亚麻酸以及钙、镁等营养物质，能有效降低胆固醇和血压，软化血管，对于糖尿病及冠心病等心脑血管疾病，都大有益处。

食用宜忌

黑豆一般人群均可食用。尤其适宜脾虚水肿、脚气浮肿、体虚、小儿盗汗、自汗者食用。可治疗热病后出虚汗等症。此外，黑豆也适宜妊娠腰痛或腰膝酸软、白带频多、产后中风、四肢麻痹者食用。需要注意的是，儿童及肠胃功能不良者不要多吃。

食用功效

黑豆中蛋白质含量高达36%～40%，含有18种氨基酸，特别是人体必需的8种氨基酸；黑豆还含有不饱和脂肪酸，含量达80%，吸收率高达95%以上，除能满足人体对脂肪的需要外，还有降低血中胆固醇的作用。黑豆中营养元素如锌、铜、镁、钼、硒、氟等的含量都很高，其中的一些微量元素对延缓人体衰老、降低血液黏稠度非常重要。

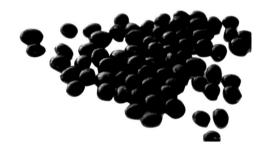

黄金搭配

黑豆＋红枣

黑豆补肾补血，红枣补中益气，两者搭配，补肾补血功效更强。

黑豆＋红糖

滋补肝肾，活血行经，美容护发。

黑豆＋鲤鱼

滋阴补肾，祛湿利水，消肿下气，补血催乳。

养生食谱

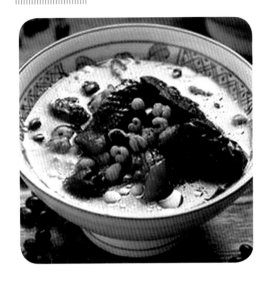

◆ 巴戟天黑豆鸡汤

主 料： 巴戟天 15 克，黑豆 100 克，鸡腿 1 只。

调 料： 盐、胡椒粒、调味料各适量。

做 法：

1.将鸡腿洗净、剁块，放入沸水中汆烫，去除血水。

2.黑豆淘洗干净，与鸡腿、巴戟天、胡椒粒一起放入锅中，加水至盖过所有材料。

3.用大火煮开，再转成小火继续炖煮约 40 分钟左右。快熟时，加入调味料即成。

功 效： 补肾壮阳。

◆ 黑豆山楂杞子粥

主 料： 黑豆 50 克，山楂 100 克。

辅 料： 枸杞子 20 克。

调 料： 红糖 20 克。

做 法：

1.山楂切碎、去核，与枸杞子、黑豆同入砂锅，加足量水，浸泡 1 小时至黑豆泡透。

2.用大火煮沸，改小火煮 1 小时，待黑豆酥烂，加红糖拌匀即可。

功 效： 滋补肝肺、缓筋活血。适宜于肝肾阴虚型高血压、脂肪肝等患者食用。

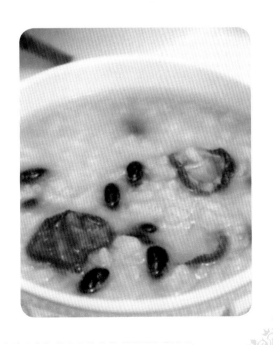

第四节 菌菇海产类

黑木耳

清血降脂防硬化

别　　名　木耳、云耳、桑耳、松耳、中国黑真菌。

性味归经　性平，味甘；归胃、大肠经。

建议食用量　泡发木耳每餐约50克。

营养成分

蛋白质、脂肪、碳水化合物、粗纤维、维生素 B_1、维生素 B_2、烟酸、钙、磷、铁等。

护心脑血管功效

黑木耳中的木耳多糖可清除血液中游离胆固醇，可预防高胆固醇血症的发生。黑木耳有抗脂质过氧化作用。脂质过氧化和衰老有紧密的关系，因此，老人常吃黑木耳，能够防治高脂血、动脉硬化与冠心病，并且可以益寿延年。

食用宜忌

鲜黑木耳含有一种叫卟啉的光感物质，人食用未经处理的鲜黑木耳后，如果经太阳照射易引起皮肤瘙痒、水肿，严重的可致皮肤坏死。

食用功效

黑木耳中所含的多糖成分具有调节血糖，降低血糖的功效。黑木耳含有丰富的钾，是优质的高钾食物，对糖尿病合并高血压患者有很好的食疗作用。

黑木耳中含有丰富的纤维素和一种特殊的植物胶原，这两种物质能够促进胃肠蠕动，防治便秘，有利于体内大便中有毒物质的及时清除和排出，并且有利于胆结石、肾结石等内源性异物有一定的化解功能。

常吃黑木耳能养血驻颜，令人肌肤红润，并可防治缺铁性贫血；黑木耳中的胶质可把残留在人体消化道内的灰尘、杂质吸附集中起来排出体外，从而起到清胃涤肠的作用；黑木耳还含有抗肿瘤活性物质，能增强人体免疫力，经常食用可预防恶性肿瘤。

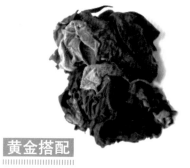

黄金搭配

黑木耳＋豆角

黑木耳与豆角一起食用可防治高血压、高血脂、糖尿病。

养生食谱

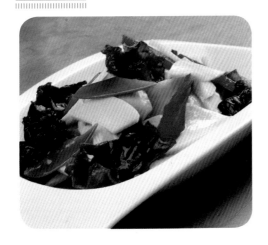

◆ 木耳茭白

主　料：茭白250克，水发木耳100克。

调　料：泡辣椒5克，蒜、姜、葱、盐、胡椒粉、味精、淀粉、植物油各适量。

做　法：

1.茭白切成长4厘米的薄片，木耳洗净，葱、姜、蒜、泡辣椒切碎；将盐、胡椒粉、味精、鲜汤加淀粉调成咸鲜茭汁。

2.锅里放植物油烧热，把泡辣椒碎、姜末、蒜末炒香，再倒入茭白片、木耳翻炒至断生，淋入茭汁，撒上葱花即可。

功　效：补血、降糖降压。

◆ 凉拌核桃黑木耳

主　料：黑木耳150克，核桃碎50克。

辅　料：红绿辣椒适量。

调　料：姜、蒜、调味料各适量。

做　法：

1.黑木耳洗净撕小块，红绿辣椒切丝，姜蒜切末。

2.黑木耳、红绿辣椒丝焯水，备用。

3.核桃碎用小火炒香。

4.碗中放入黑木耳、红绿辣椒丝、核桃碎和姜、蒜末，加入调味料拌匀即可。

功　效：降糖、降脂、降压。适合心脑血管疾病、结石症患者，特别适合缺铁的人士食用。

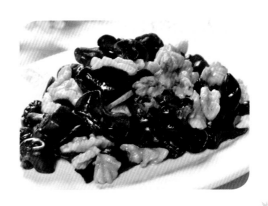

香菇

降低血脂护血管

别　　　名　香蕈、香信、厚菇、花菇、
　　　　　　冬菇。

性 味 归 经　性平，味甘；归脾、胃经。

建议食用量　每餐约50克。

营养成分

蛋白质、脂肪、碳水化合物、叶酸、膳食纤维、核黄素、烟酸、维生素C、钙、磷、钾、钠、镁、铁等。

护心脑血管功效

香菇中所含有的香菇嘌呤可防止脂质在动脉壁沉积，能够有效降低胆固醇。香菇中的天门冬素和天门冬氨酸，具有降低血脂、维护血管的功能。香菇中所含的香菇素可预防血管硬化、降低人体血压。

食用宜忌

香菇适合贫血者、抵抗力低下者和高血脂、高血压、动脉硬化、糖尿病、癌症、肾炎患者食用。正常人亦可经常选用。

黄金搭配

香菇 + 木瓜

木瓜中含有木瓜蛋白酶和脂肪酶，与香菇同食具有降压减脂的作用。

食用功效

香菇营养丰富，具备多种养生功效。香菇里面含有一种十分特别的酸性成分，能够有效地降低血脂和胆固醇，香菇中还含有丰富的膳食纤维，可以促进肠胃的蠕动，帮助身体清除垃圾，预防排便不畅等症状。香菇菌盖部分含有双链结构的核糖核酸，进入人体后，会产生具有抗癌作用的干扰素；香菇还对糖尿病、肺结核、传染性肝炎、神经炎等疾病起治疗作用，又可用于消化不良、便秘等病症。

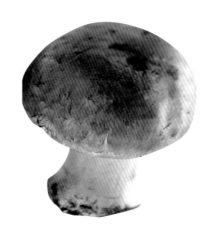

经典论述

1.《本草求真》："香蕈味甘性平，大能益胃助食，及理小便不禁。"

2.《医林纂要》："可托痘毒。"

3.《现代实用中药》："为补偿维生素D的要剂，预防佝偻病，并治贫血。"

养生食谱

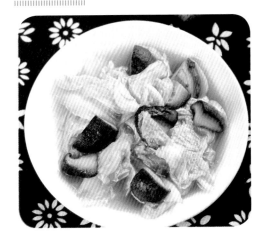

◆ 冬菇烧白菜

主　料：白菜 200 克，冬菇 30 克。

调　料：盐、植物油、葱、姜、高汤各适量。

做　法：

1.冬菇用温水泡发，去蒂，洗净，切片；白菜洗净，切成段；葱、姜分别洗净，切成末。

2.锅置火上，放适量植物油烧热后，下葱末、姜末爆香，再放入白菜段炒至半熟后，放入冬菇和高汤，转中火炖至软烂，加盐调味即可。

功　效：清热解毒。特别适合孕妇、乳母、老年人以及儿童食用。

◆ 香菇豆腐

主　料：香菇 150 克。

辅　料：豆腐 150 克，清汤 100 克，葱、姜各 5 克。

调　料：盐 2 克，香油 3 克，鸡粉 2 克，胡椒粉适量。

做　法：

1.将鲜香菇洗净去根，加葱、姜、清汤煮熟捞出切成粒备用。

2.豆腐切成方块加盐、鸡粉、清汤煨入味。

3.香菇粒加盐、鸡粉、胡椒粉、香油调好味撒在豆腐上即可。

功　效：宽中益气、清热散血。

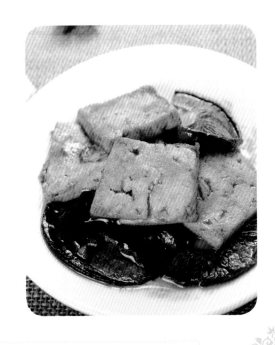

海带

降脂降压护心脑

别　　名	昆布、江白菜、纶布、海昆布、海草。
性味归经	性寒，味咸；归肝、胃、肾经。
建议食用量	每餐干品约30克。

营养成分

蛋白质、脂肪、膳食纤维、碳水化合物、硫胺素、核黄素、烟酸、维生素E、钾、钠、钙、碘、镁、铁、锰、锌、磷、硒等。

护心脑血管功效

海带中含较多的不饱和脂肪酸，可以去除附着在人体血管壁上太多的胆固醇。海带里的食物纤维褐藻酸，可以调理肠胃、增进胆固醇的排泄、控制胆固醇的吸收。海带里钙的含量极为丰富，钙能够降低人体对胆固醇的吸收，降低血压。这三种物质协同作用，对预防高血压、高脂血和动脉硬化非常有好处。

黄金搭配

海带 + 豆腐

海带与豆腐做汤共食，风味特别，营养极其丰富，可提高人体对钙的吸收率，避免降低甲状腺功能。

食用功效

海带中含有大量的碘，碘是人体甲状腺素合成的主要物质，人体缺少碘，就会患"大脖子病"，即甲状腺功能减退症，所以，海带是甲状腺功能低下者的最佳食品。海带中还含有大量的甘露醇，具有利尿消肿的作用，可防治肾功能衰竭、老年性水肿、药物中毒等。甘露醇与碘、钾、烟酸等协同作用，对防治慢性气管炎、慢性肝炎、贫血、水肿等疾病都有较好的效果。海带胶质能促使体内的放射性物质随同大便排出体外，从而减少放射性物质在人体内的积聚。

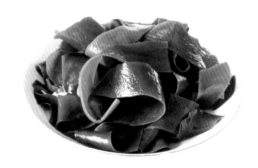

食用宜忌

宜食：缺碘、甲状腺肿大、高血压、高血脂、冠心病、糖尿病、动脉硬化、骨质疏松、营养不良性贫血等患者以及头发稀疏者可多食。

忌食：脾胃虚寒的人慎食，甲亢患者要忌食。

养生食谱

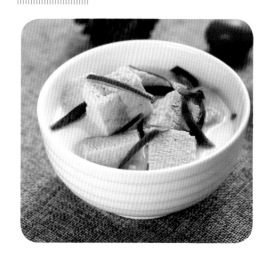

◆ 香拌海带丝

主 料：海带 200 克。

调 料：盐、鸡粉、蒜蓉、香油、花椒油各 2 克。

做 法：

1.将海带清洗干净在油盐水中煮熟。

2.将海带放凉后切成细丝，加入鸡粉、盐、蒜茸、香油、花椒油拌匀即可。

功 效：利尿消肿。

◆ 冻豆腐炖海带

主 料：冻豆腐（或北豆腐）200 克,海带结 50 克,蘑菇 50 克。

调 料：姜、葱、盐、植物油各适量。

做 法：

1.冻豆腐块挤干水分，海带结洗净切丝，蘑菇洗净撕成小片。

2.锅中油烧热后，放入冻豆腐，略煎一会儿。

3.煎至豆腐表面有些发黄后，倒入水、海带丝、姜葱片。

4.煮至水开后，转小火煮 30 分钟，煮至一半时将蘑菇倒入一起煮；出锅前撒盐调味即可。

功 效：和胃宽中、清热凉血。

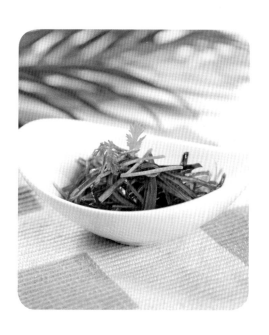

鲫鱼

 降低血液黏稠度

别　　名	河鲫、鲫瓜子、喜头鱼、海附鱼、童子鲫。
性味归经	味甘，性平；归脾、胃、大肠经。
建议食用量	每次约100克。

营养成分

蛋白质、脂肪、维生素 A、维生素 B_1、维生素 B_2、维生素 B_{12}、烟酸、磷、钙、铁、硫胺素、核黄素等。

护心脑血管功效

鲫鱼所含的氧基酸可以降低血液黏稠度，促进血液循环，降低心脑血管病的发病率。此外，鲫鱼是心脑血管疾病患者的良好蛋白质来源，常食可增强抗病能力，高血压、心脏病等疾病患者可经常食用。

食用宜忌

宜：慢性肾炎水肿，肝硬化腹水，营养不良性浮肿者宜食；产后乳汁缺少者宜食；脾胃虚弱，饮食不香者宜食，小儿麻疹初期或麻疹透发不快者宜食；痔疮出血，慢性久痢者宜食。

忌：鲫鱼补虚，诸无所忌。但感冒发热期间不宜多吃。

食用功效

鲫鱼所含的蛋白质、氨基酸种类齐全，易于消化吸收，是肝肾疾病、心脑血管疾病患者的良好蛋白质来源，常食可增强抗病能力；鲫鱼有健脾利湿、和中开胃、活血通络、温中下气之功效，对脾胃虚弱、水肿、溃疡、气管炎、哮喘、糖尿病有很好的滋补食疗作用；鲫鱼肉嫩味鲜，可做粥、做汤、做菜、做小吃等，尤其适于做汤，鲫鱼汤不但味香汤鲜，而且具有较强的滋补作用，非常适合中老年人和病后虚弱者食用，产后妇女多食鲫鱼汤，可补虚通乳。

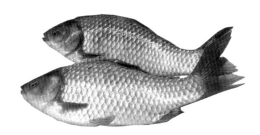

经典论述

1.《医林纂要》："鲫鱼性和缓，能行水而不燥，能补脾而不濡，所以可贵耳。"

2.《本草经疏》："鲫鱼调味充肠，与病无碍，诸鱼中唯此可常食。"

3.《本草图经》："鲫鱼，性温无毒，诸鱼中最可食。"

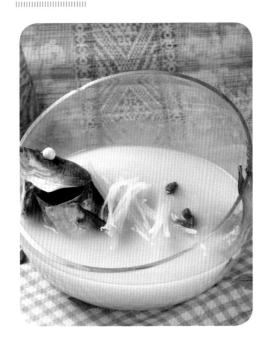

◆ 莼菜鲫鱼汤

主　料：鲫鱼 500 克，莼菜 200 克。

调　料：植物油、盐、料酒、味精、胡椒粉各适量。

做　法：

1.鲫鱼去鳞、鳃、内脏，洗净；莼菜洗净，去杂质，沥干。

2.锅中下油，将鲫鱼两面煎黄，烹入料酒，加水煮开，大火煮 20 分钟，加入莼菜、盐、味精、胡椒粉，小火再煮约 5 分钟即可。

功　效：健脾开胃、清热解毒、利水除湿。

◆ 白芷银丝鲫鱼汤

主　料：白芷 18 克，天麻 15 克，鲫鱼 500 克。

调　料：姜、葱、料酒、盐各适量。

做　法：

1.白芷洗净，鱼头去鳃洗净备用。

2.将白芷、天麻、鱼头、姜、葱、料酒放入砂锅中，加水适量，大火烧沸去浮末，改文火炖 30 分钟加盐调味即可。

功　效：祛风除湿、平抑肝阳。

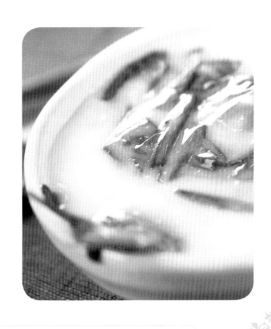

海参

修复血管调血脂

别　　　名	海男子、土肉、刺参、海鼠、海瓜皮。
性味归经	性温，味甘咸；归心、肾、脾、肺经。
建议食用量	涨发品每次50～100克。

营养成分

粗蛋白质、粗脂肪、灰分、碳水化合物、钙、磷、铁、碘等。

护心脑血管功效

海参含有海参皂苷，可直接作用于血管而起到降压的作用；其含有的牛磺酸有加强对交感神经的抑制作用，即可降压；所含的多糖、多肽有修复血管内膜、调节血管张力的作用，可达到降压的效果。

食用宜忌

海参富含胶质，不但可以补充体力，对于皮肤、筋骨也都有保健功效，同时还能改善便秘症状。

食用功效

海参胆固醇、脂肪含量少，是典型的高蛋白、低脂肪、低胆固醇食物，对高血压、冠心病、肝炎等患者及老年人堪称食疗佳品，常食对治病强身很有益处；海参含有硫酸软骨素，有助于人体生长发育，能够延缓肌肉衰老，增强人体的免疫力；海参微量元素钒的含量居各种食物之首，可以参与血液中铁的输送，增强造血功能；食用海参对再生障碍性贫血、糖尿病、胃溃疡等均有良效。

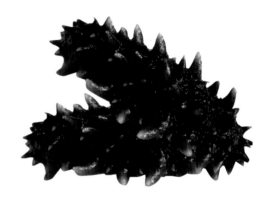

经典论述

1.《本草求原》："泻痢遗滑人忌之，宜配涩味而用。"

2.《随息居饮食谱》："脾弱不运，痰多便滑，客邪未尽者，均不可食。"

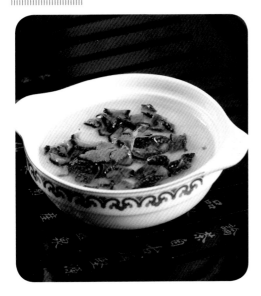

◆ 海参蒸蛋羹

主　　料：鸡蛋 4 个，牛奶 200 克，海参 50 克。

调　　料：盐、味精各 3 克，香油 2 克。

做　　法：

1.将海参洗净改刀成小丁焯水备用。

2.取容器放入鸡蛋打散，加三倍的水放入盐、味精、海参丁搅匀，入蒸箱中蒸熟即可。

功　　效：补肾益精、滋阴健阳、补血润燥。

◆ 巴戟天海参汤

主　　料：海参 300 克，猪肉 50 克。

辅　　料：胡萝卜 80 克，白菜 1 棵，巴戟天 15 克，白果 10 克，太白粉适量。

调　　料：盐 5 克，酱油 3 克，醋 6 克，白糖 3 克。

做　　法：

1.海参氽烫后捞起；猪肉加盐和胡椒粉拌均匀，然后捏成小肉丸。

2.锅内加一碗水，将巴戟天、胡萝卜、肉丸等加入并煮开，加盐、酱油、醋、糖调味。

3.再加入海参、白果煮沸，然后加入洗净的白菜，再煮沸时用太白粉水勾芡即可。

功　　效：补肾强精、滋阴养颜、增强体质。

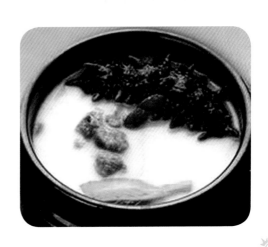

草鱼

平降肝阳促循环

别　　　名	鲩鱼、混子、草鲩、草包鱼、草根鱼、草青、白鲩。
性味归经	味甘，性温；归肝、胃经。
建议食用量	每次约100克。

营养成分

蛋白质、脂肪、钙、磷、铁、硫胺素、核黄素、烟酸等。

护心脑血管功效

草鱼含有丰富的不饱和脂肪酸，有利血液循环，是心血管病患的良好食物。而且富含铜，铜是人体健康不可缺少的微量营养素，对于血液、中枢神经、免疫系统、脑、肝、心等的发育和功能有重要影响。

食用宜忌

草鱼要新鲜，煮时火候不能太大，以免把鱼肉煮散。

经典论述

1.《本草纲目》："暖胃和中。"

2.《医林纂要》："平肝，祛风；治痹，截疟。"

食用功效

草鱼含有丰富的硒元素，经常食用有抗衰老、养颜的功效，而且对肿瘤也有一定的防治作用；对于身体瘦弱、食欲不振的人来说，草鱼肉嫩而不腻，可以开胃、滋补。

中医认为，草鱼具有暖胃和中、平降肝阳、祛风、治痹、益肠明目之功效，主治虚劳、风虚头痛、肝阳上亢、高血压等症。

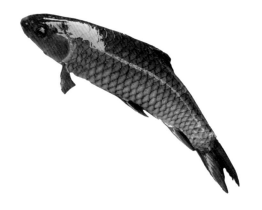

黄金搭配

草鱼 + 豆腐

草鱼与豆腐同食，具有补中调胃、利水消肿的功效，可作为冠心病、血脂较高、小儿发育不良、水肿、肺结核、产后乳少等患者的食疗菜肴。

养生食谱

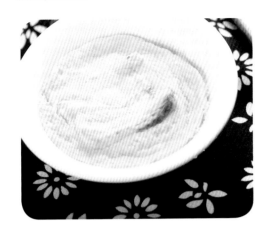

◆ 鱼片蒸蛋

主　料：草鱼 300 克，鸡蛋 2 个。

调　料：小葱、盐、生抽、胡椒粉、植物油各适量。

做　法：

1.草鱼宰杀治净，取净肉切片，加入精盐、油拌匀。

2.鸡蛋搅拌成蛋液，放精盐搅匀，倒入盘中。

3.烧沸蒸锅，放入蛋液，用慢火蒸约 7 分钟再将鱼片、葱粒铺放在上面，续蒸 3 分钟关火，利用余热焗 2 分钟取出，淋酱油和油，撒上胡椒粉便成。

功　效：养心安神、补血、滋阴润燥。

◆ 菊花鱼片汤

主　料：菊花 100 克，草鱼肉 300 克。

辅　料：冬菇 50 克。

调　料：姜、葱、料酒、盐各适量。

做　法：

1.将菊花瓣摘下，用清水浸泡，沥干水分；鱼肉切成 3 厘米见方的鱼片；姜切片，葱切段，冬菇切片。

2.汤锅内加入清汤，投入姜和葱，盖上盖子烧开后下入鱼片和冬菇，烹入少许料酒，等鱼片熟后，捞出冬菇、葱姜，再放入菊花、盐调味即可。

功　效：暖胃和中、清热化痰、清肝养肾。

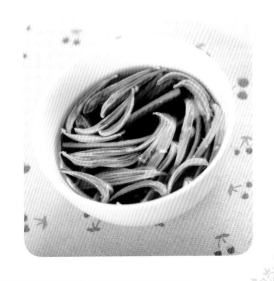

带鱼

·一·降低血脂护血管

别　　名　刀鱼、裙带鱼、牙带、白带鱼、柳鞭鱼。

性味归经　性温，味甘、咸；归肝、脾经。

建议食用量　每次约100克。

营养成分

蛋白质、脂肪、维生素和烟酸、钙、磷、铁、碘等成分。鳞中含20%～25%的油脂、蛋白质和无机盐。油脂中含多种不饱和脂肪酸。

护心脑血管功效

带鱼含丰富EPA，EPA则俗称血管清道夫，对降低血脂有益。带鱼中含丰富的镁元素对心脑血管系统有很好的保护作用，有利于预防高血压、心肌梗死等心脑血管疾病。

食用宜忌

鲜带鱼与木瓜同食，对产后少乳、外伤出血等症具有一定疗效；带鱼富含DHA，若与富含胡萝卜素的胡萝卜搭配食用，可有效提高记忆力与注意力；带鱼中的维生素D有助于食物中的钙稳定于骨骼中，以达到强化骨骼的功效。

食用功效

带鱼的脂肪含量高于一般鱼类，且多为不饱和脂肪酸，这种脂肪酸的碳链较长，具有降低胆固醇的作用；带鱼全身的鳞和银白色油脂层中还含有一种抗癌成分，对辅助治疗白血病、胃癌、淋巴肿瘤等有益；常吃带鱼还有养肝补血、泽肤养发的健美功效。

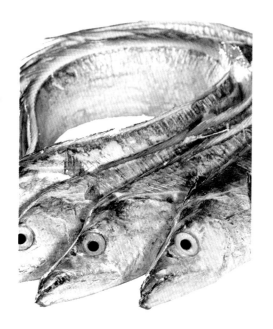

经典论述

1.《食物中药与便方》："带鱼，滋阴、养肝、止血。急慢性肠炎蒸食，能改善症状。"

2.《药性考》："带鱼，多食发疥。"

3.《随息居饮食谱》："带鱼，发疥动风，患者忌食。"

养生食谱

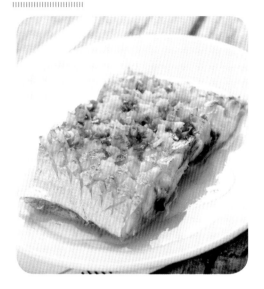

◆ **清蒸带鱼**

主　料：带鱼 500 克。

调　料：葱丝、姜丝、酱油、料酒、白糖、盐、植物油各适量。

做　法：

1.将带鱼去头、尾，收拾干净，切成长 8 厘米的段；酱油、盐、料酒、白糖放入碗中搅匀，备用。

2.将带鱼段整齐地码在盘中，放入葱丝、姜丝、植物油、酱汁，上屉大火蒸 20 分钟，取出即可。

功　效：补虚、解毒、止血。

◆ **木瓜带鱼**

主　料：带鱼 400 克，木瓜 100 克。

辅　料：蜜枣 6 个。

调　料：姜、蒜，小葱、料酒、高汤、盐、白糖、豆瓣酱、生抽、植物油各适量。

做　法：

1.带鱼宰杀干净、切段，木瓜取肉切成菱形丁，生姜、蒜切片，小葱切末。

2.锅内加水烧开，放入木瓜稍煮片刻，捞起待用。烧锅下油，加入姜片、带鱼煎至金黄，捞出。

3.锅内放油煸香葱、姜、蒜，放入带鱼段，添入料酒，加入高汤、盐、白糖、豆瓣酱、生抽调味，大火 5 分钟，放入蜜枣、木瓜丁收汁即可关火。

功　效：润肺舒脾、养肝补血、泽肤养发、丰胸催乳。

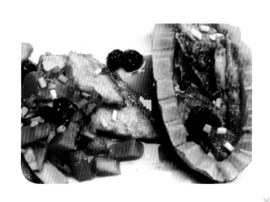

第五节　干果类

花生

·排胆固醇护心脑

别　　　名 落花生、番豆、落地松、地果、长寿果。

性 味 归 经 性平，味甘；归脾、肺经。

建议食用量 每餐 80～100 克。

营养成分

蛋白质、脂肪、糖类、氨基酸、不饱和脂肪酸、卵磷脂、胆碱、胡萝卜素、粗纤维、维生素 A、维生素 B_6、维生素 E、维生素 K，硫胺素、核黄素、烟酸、钙、磷、铁等。

护心脑血管功效

花生油中含有的亚油酸，可使人体内胆固醇分解为胆汁酸排出体外，避免胆固醇在体内沉积，减少因胆固醇在人体中超过正常值而引发多种心脑血管疾病的发生率；花生中含有白藜芦醇可以防治肿瘤类疾病，同时也有降低血小板聚集、预防和治疗动脉粥样硬化、心脑血管疾病的作用；花生含有维生素 E 和丰富的钾、镁、锌，能增强记忆、抗衰老、延缓脑功能衰退、滋润皮肤。

食用功效

花生中的维生素 K 有止血作用，花生纤维组织中的可溶性纤维被人体消化吸收时，会像海绵一样吸收液体和其他物质，然后随粪便排出体外，从而降低有害物质在体内的积存和所产生的毒性作用，减少肠癌发生的机会。花生所含的油脂成分花生四烯酸能增强胰岛素的敏感性，有利于降低血糖，而且花生含糖量少，适合 II 型糖尿病患者食用，也能有效预防糖尿病并发症的发病率。

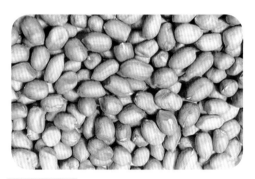

饮食宜忌

宜食：花生一般人群均可食用。尤其适宜高血压、高血脂、冠心病、动脉硬化、营养不良、食欲缺乏、咳嗽患者食用，儿童、青少年、老年人、妇女产后乳汁缺少者宜多食。

忌食：花生含油脂多，消化时会消耗较多的胆汁，因此胆病患者不宜食用。花生过敏者忌食。

养生食谱

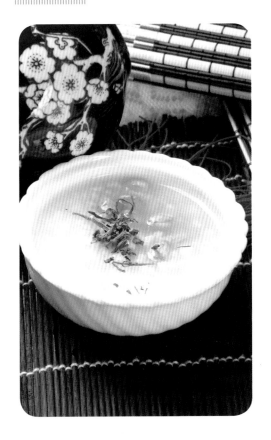

◆ 菠菜果仁

主　料： 菠菜、花生米各200克。

辅　料： 红椒20克。

调　料： 盐、味精各2克，陈醋3克，香油1克，食用油适量。

做　法：

1.将菠菜清洗干净焯水改刀切段放入容器中。

2.花生米用油炸熟，放凉装盘。

3.加盐、味精、陈醋、香油拌匀即可。

功　效： 健脾开胃、清热解毒。

◆ 小蓟花生仁粥

主　料： 花生米100克，粳米150克。

辅　料： 小蓟12克。

做　法： 花生仁飞水加小蓟、粳米一同水煮至熟软黏稠即可。

功　效： 健脾利湿。

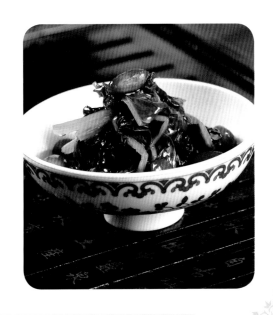

核桃

护心养脑抗氧化

别　　名	核桃仁、山核桃、胡桃、羌桃、黑桃。
性味归经	性温，味甘；归肾、肺、大肠经。
建议食用量	每次5个（20～30克）。

营养成分

蛋白质、脂肪、碳水化合物、纤维、烟酸、泛酸、铜、镁、钾、维生素 B_6、叶酸、维生素 B_1、磷、铁、维生素 B_2 等。

护心脑血管功效

核桃含有抗氧化剂和 α-亚麻酸，可以预防动脉硬化，让动脉保持柔软。核桃还具有多种不饱和与单一非饱和脂肪酸，能降低胆固醇含量，吃核桃对保护心脏有一定的好处。

食用宜忌

宜食：一般人群均可食用。尤其适宜肾虚、肺虚、神经衰弱、气血不足、肿瘤患者以及脑力劳动者与青少年食用。

忌食：腹泻、阴虚火旺、痰热咳嗽、便溏腹泻、内热盛及痰湿重者均不宜食用。

食用功效

核桃仁含有较多的蛋白质及人体必需的不饱和脂肪酸，这些成分皆为大脑组织细胞代谢的重要物质，能滋养脑细胞，增强脑功能；核桃中含有较多脂肪酸，能帮助改善糖尿病患者分泌胰岛素的功能，降低血糖；核桃仁含有大量维生素 E，经常食用有润肌肤、乌须发的作用，可以令皮肤滋润光滑，富于弹性；当感到疲劳时，嚼些核桃仁，有缓解疲劳和压力的作用。核桃仁中钾含量很高，适合高血压患者食用。

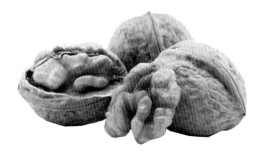

经典论述

1.《本草拾遗》："食之令人肥健。"

2.《医学衷中参西录》："胡桃，为滋补肝肾、强健筋骨之要药，故善治腰疼腿痛，一切筋骨疼痛。为其能补肾，故能固齿牙，乌须发，治虚劳喘嗽，气不归元，下焦虚寒，小便频数，女子崩带诸症。其性又能消坚开瘀，治心腹疼痛，砂淋、石淋堵塞作痛。"

养生食谱

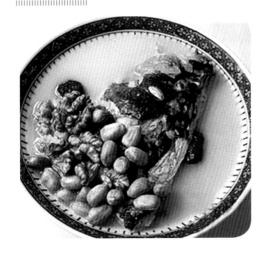

◆ 核桃鱼头汤

主　料：鱼头 1 个，豆腐 250 克。

辅　料：花生 50 克，核桃仁 30 克。

调　料：米酒、姜、葱、调味料各适量。

做　法：

1. 将花生、核桃仁洗净；鱼头刮去鳞、除去脏物，洗净，豆腐切成块状。

2. 将鱼头、花生、核桃仁、姜、葱、豆腐、米酒同放入炖锅中，用大火煮沸，再转小火煮 30 分钟，加入调味料即成。

功　效：健脑、改善大脑机能。

◆ 酱爆桃仁鸡丁

主　料：鸡丁 300 克，干桃仁 100 克。

调　料：甜面酱 15 克，味精 2 克，白糖 15 克，香油 2 克。

做　法：

1. 鸡丁上浆滑油备用。

2. 核桃仁轻炸熟备用。

锅内放油加入甜面酱、盐、白糖、味精、料酒调好口，放入鸡丁、核桃仁翻炒均匀，淋香油即可。

功　效：补肾壮阳、双补气血、明目健身。适宜于肾阳不足的阳痿、尿频，精血亏少的眩晕、便秘，以及身体虚弱的神倦乏力、面色无华等症。

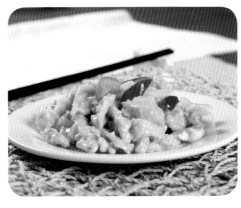

杏仁

降糖降压护血管

别　　　名　甜杏仁、杏核仁、杏子、杏梅仁、杏、木落子、甜梅。

性 味 归 经　味甘，性平温，无毒；归肺、大肠经。

建议食用量　20 ~ 30克。

营养成分

蛋白质、膳食纤维、钙、钾、苦杏仁苷、苦杏仁酶、脂肪油。

护心脑血管功效

杏仁富含蛋白质、钙、单不饱和脂肪酸和维生素E，有降低血糖和胆固醇的作用。此外，杏仁中所含的苦杏仁苷，可保护血管，维持正常血压水平。

食用宜忌

杏仁好吃但不可食之过多，因为其中苦杏仁苷的代谢产物会导致组织细胞窒息，严重者会抑制中枢，导致呼吸麻痹，甚至死亡。

由鲜杏制成的杏脯、杏干，有害的物质已经挥发或溶解掉，其中富含黄酮类物质，有降血脂、预防冠心病的功效。

食用功效

甜杏仁是一种健康食品，适量食用不仅可以有效控制人体内胆固醇的含量，还能显著降低心脏病和多种慢性病的发病危险。素食者食用甜杏仁可以及时补充蛋白质、微量元素和维生素，例如铁、锌及维生素E。甜杏仁中所含的脂肪是健康人士所必需的，是一种对心脏有益的高不饱和脂肪。甜杏仁中不仅蛋白质含量高，其中的大量纤维可以让人减少饥饿感，这就对保持体重有益。

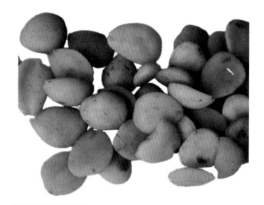

黄金搭配

杏仁 + 大米

杏仁与大米熬粥可润肠通便、益气健脾，适于产后便秘者食用。

杏仁 + 鸡肉

杏仁与鸡肉搭配有润肺止咳化痰、补益五脏的作用。

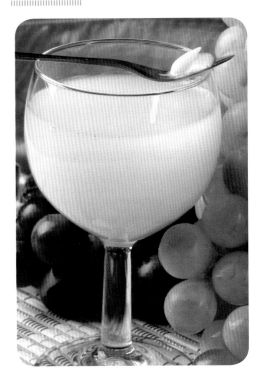

◆ 脆香杏仁饼

主　料：杏仁片300克。

辅　料：面粉50克，蛋清100克。

调　料：牛油50克，白糖70克。

做　法：

1.面粉加蛋清、牛油、白糖搓匀放一边醒发5分钟。

2.把醒好的面做剂，揉成圆球放烤盘中压瘪，撒上杏仁片烤熟即可。

功　效：润肺宽胃、祛痰止咳。

◆ 杏仁麦冬饮

主　料：甜杏仁12克，麦冬15克。

调　料：冰糖适量。

做　法：甜杏仁洗净泡透，打碎成浆；麦冬洗净后加水煎煮15分钟后，放入杏仁浆，加冰糖再煎5～6分钟即可。

功　效：止咳平喘、滋阴润肺。

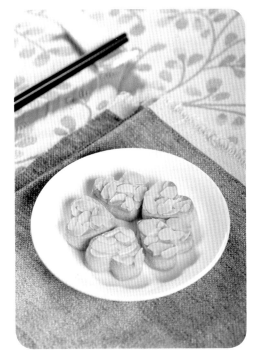

腰果

软化血管又降压

别　　　名　鸡腰果、介寿果。

性味归经　性温，味甘；归肾、肺、
　　　　　　大肠经。

建议食用量　每次 30 克～50 克。

营养成分

维生素 A、维生素 B_1、维生素 B_2、维生素 C、维生素 D、维生素 E、生物素、胡萝卜素、叶酸、泛酸、烟酸、钙、铁、硒等。

护心脑血管功效

腰果富含膳食纤维以及钙、镁、铁，有降低血糖和胆固醇的作用。此外，腰果中的某些维生素和微量元素成分有很好的软化血管的作用，对保护血管、防治心脑血管疾病大有益处。因富含钙，还能防治糖尿病性骨质疏松症。

食用宜忌

腰果含有多种致敏原，过敏体质者食用后，容易出现嘴巴刺痒、打喷嚏、流口水等症状，严重者甚至会引发过敏性休克。另外，腰果富含油脂，不适合肥胖人多食。

食用功效

腰果含有丰富的油脂，可以润肠通便、润肤美容、延缓衰老；腰果含丰富的维生素 A，是优良的抗氧化剂，能使皮肤有光泽、气色变好；还具有催乳的功效，有益于产后乳汁分泌不足的妇女；腰果中含有大量的蛋白酶抑制剂，能控制肿瘤病情；经常食用腰果可以提高人体抗病能力、增进性欲。

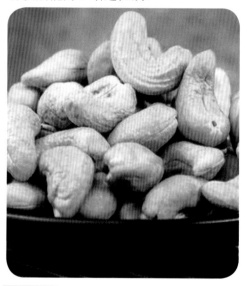

小贴士

虽然腰果所含的脂肪大部分由有益脂肪酸组成，但仍属于高脂食物，而且热量也高，因此不要食用过量，尤其是想减肥的人更不宜多吃。一般人的食用量以每次 10～15 粒（30～50 克）较为适当。

养生食谱
||||||||||||||||||||||||

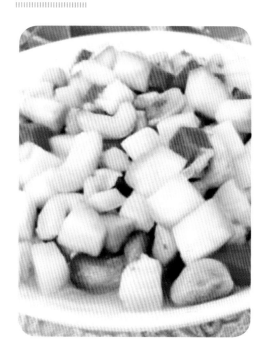

◆ 腰果鲜贝

主　料：鲜贝约 150 克，熟腰果 50 克，黄瓜半根。

调　料：料酒、姜片、胡萝卜、盐、味精、水淀粉、植物油各适量。

做　法：

1.鲜贝洗净后焯烫，捞出，沥干；黄瓜洗净，切丁。

2.油烧热，放姜片爆香，放入鲜贝和料酒翻炒；放入腰果和黄瓜、胡萝卜，下盐和味精调味，勾芡即可。

功　效：降低胆固醇。

◆ 西芹腰果炒虾仁

主　料：西芹 200 克，虾仁 50 克，腰果 50 克。

调　料：植物油、葱、姜、盐、胡椒粉各适量。

做　法：

1.虾仁去肠泥，洗净擦干后加入调味料腌渍 20 分钟。

2.西芹、葱、姜洗净，西芹、葱切段，姜切片。

3.锅中放入油烧热，放入腰果，转小火炒至腰果变色，捞出沥干，放入虾仁过油捞出沥干。

4.锅中留油烧热，先放入葱、姜爆香，再放入虾仁及腰果同炒，最后加入盐及胡椒粉调味即可。

功　效：可以改善肾亏引起的腰酸和乏力。

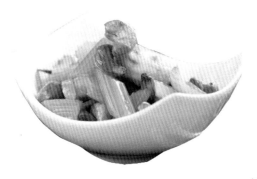

第三章

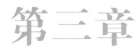

防治心脑血管疾病常用
中药材

丹参

活血通经护心脑

别　　名　紫丹参、红丹参、大红袍、红根、血参根、血山根。

性味归经　味苦，微寒；归心、肝经。

建议食用量　内服：煎汤，5～15克，大剂量可用至30克。

营养成分

丹参酮、隐丹参酮、异丹参酮、丹参内酯、丹参酸、原儿茶酸、琥珀酸等。

降糖原理

丹参中含有丹参酮、丹参素，能加强心肌收缩能力，改善心脏功能，扩张冠状动脉，增加心肌血流量；还能抗血栓形成，提高纤溶酶活性，延长出、凝血时间，抑制血小板聚集。从而有效预防高血压、冠心病等病症的发生。

适用人群

高血压、冠心病、脑血管疾病患者适用。头痛、眩晕的人适用。肝硬化、糖尿病、肾炎以及小儿肺炎患者适用。慢性咽炎、消化性溃疡、风湿关节炎患者适用。皮肤病患者适用。

功用疗效

祛瘀止痛，活血通经，清心除烦。用于月经不调，经闭痛经，癥瘕积聚，胸腹刺痛，热痹疼痛，疮疡肿痛，心烦不眠，肝脾肿大，心绞痛。

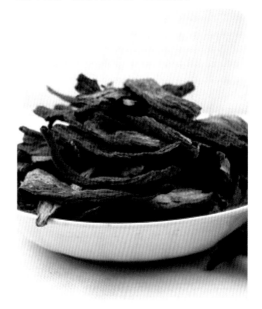

注意事项

丹参不宜与藜芦同用。丹参忌与醋、羊肝、葱、牛奶等同服。部分人服用丹参会出现过敏反应，或者胃痛。无瘀血者慎服。妊娠妇女慎服。大便不实者忌服。

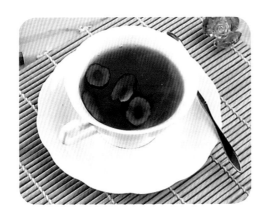

◆ 参芪陈皮茶

配　方：丹参、黄芪各 15 克，陈皮 10 克。

做　法：将丹参、黄芪、陈皮一起放入砂锅，倒入适量清水，大火烧沸后改小火煎煮约 20 分钟。滤出汤汁。代茶饮用。

功　效：丹参可以改善微循环，降低血液黏度；黄芪则补气固表，现代药理研究表明，黄芪可以增强心脏功能、保肝、降血压，还可以调节血糖。丹参配伍黄芪，可以解决长期服用黄芪伤阴的问题。二者再配上理气健脾、燥湿化痰的陈皮，可补气活血、降压、降脂。

◆ 丹参山楂茶

配　方：丹参 10 克, 山楂 5 克。

做　法：

1.将丹参、山楂切成薄片，用沸水冲泡，取汁。

2.代茶饮用。

功　效：活血化瘀。用于血瘀气滞型心系疾病，如心悸失眠、心烦不安、心胸刺痛、胸闷如窒、舌质紫暗者。

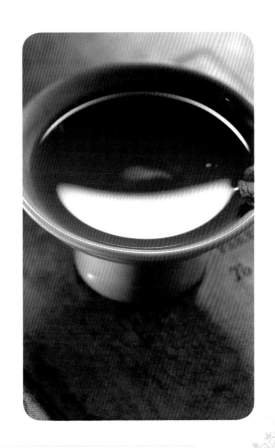

赤芍

清热凉血兼散瘀

别　　　名	山芍药、木芍药、赤芍药、红芍药、草芍药。
性 味 归 经	味苦，性微寒；归肝经。
建议食用量	内服：煎汤，5～15克；或入丸、散。

营养成分

芍药苷、氧化芍药苷、苯甲酰芍药苷、白芍苷、芍药苷无酮、没食子酰芍药苷、芍药新苷、胡萝卜苷、右旋儿茶精、挥发油等。

护心脑血管功效

赤芍精对高黏滞血冠心病患者有改变血液流变性的作用，可使全血黏度比降低。此外，赤芍能通过影响钙代谢，来抗动脉粥样硬化。

适用人群

发烧、目赤肿痛的患者适用。肝郁胁痛、闭经、痛经以及跌打损伤者适用。吐血、鼻衄等出血症患者适用。疮痈肿毒患者适用。

注意事项

赤芍恶石斛、芒硝，畏消石、鳖甲、小蓟，反藜芦。血虚者慎服。

功用疗效

清热凉血，散瘀止痛。用于温毒发斑，吐血衄血，目赤肿痛，肝郁胁痛，经闭痛经，癥瘕腹痛，跌扑损伤，痈肿疮疡。

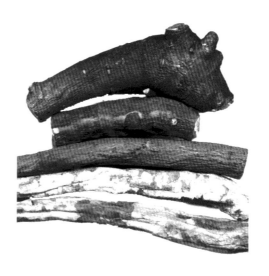

经典论述

1.《本草经集注》："芍药赤者小利，俗方以止痛，乃不减当归。"

2.《用药法象》："赤芍药破瘀血而疗腹痛，烦热亦解。仲景方中多用之者，以其能定寒热，利小便也。"

3.《本草经疏》："赤芍药破血，故凡一切血虚病，及泄泻，产后恶露已行、少腹痛已止，痈疽已溃，并不宜服。"

养生药膳

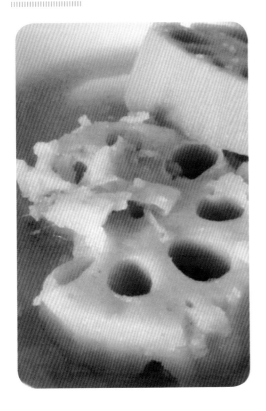

◆ 赤芍银花炒肉丝

配　方：赤芍 30 克，金银花、西芹各 50 克，里脊肉丝 150 克，葱、姜、盐、味精、胡椒粉、植物油各适量。

做　法：

1.赤芍、金银花放入锅内，加水适量，煎煮 15 分钟，取药汁备用。

2.里脊肉、西芹切成丝，锅内放少许底油，爆香葱姜，下肉丝熟香放入西芹丝、盐、味精、胡椒粉翻炒熟即可食用。

功　效：清热解毒、散瘀止痛。

◆ 赤芍莲藕汤

配　方：赤芍 10 克，莲藕 300 克，白糖 15 克。

做　法：赤芍洗净，莲藕洗净，切块，一同放入锅内，加水适量，用大火烧沸后，改小火炖 30 分钟，放入白糖调味即可。

功　效：行瘀，消肿，止痛。

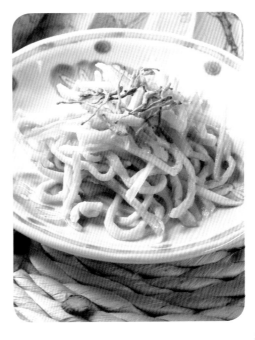

当归

❖补血活血降血压❖

别　　名　干归、云归、岷当归、马尾当归、马尾归、秦哪、西当归。

性味归经　味甘、辛，性温；归肝、心、脾经。

建议食用量　内服：煎汤，6～12克；或入丸、散；或浸酒；或敷膏。

营养成分

挥发油、蔗糖、维生素 B_{12}、维生素 A 类物质、油酸、亚油酸、谷甾醇、亚叶酸、凝胶因子、生物素等。

护心脑血管功效

当归能有效地控制血小板凝聚，抗血栓，调节血脂，抗心肌缺血，心律失常，扩张血管，降低血压。

适用人群

身体免疫力低下、眩晕心悸、贫血患者适用。月经不调、痛经、崩漏者适用。产后出血过多、恶露不尽者适用。虚寒腹痛、便秘者适用。风湿痹痛者适用。跌打损伤、疮疡患者适用。肿瘤患者适用。

功用疗效

补血活血，调经止痛，润肠通便。用于血虚萎黄，眩晕心悸，月经不调，经闭痛经，虚寒腹痛，肠燥便秘，风湿痹痛，跌扑损伤，痈疽疮疡。酒当归活血通经。用于经闭痛经，风湿痹痛，跌扑损伤。

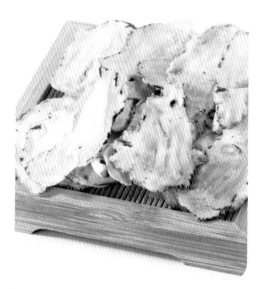

注意事项

当归畏石菖蒲、海藻、紫参。湿阻中满、大便溏泄者慎服。

妙方良方

心律失常：制附子（先煎）、淫羊藿、炙麻黄、细辛、桂枝、红花、炙甘草各10克，黄芪25克，丹参20克，当归12克，麦冬15克。水煎服。每日1剂，分2次服用，14日为一个疗程。

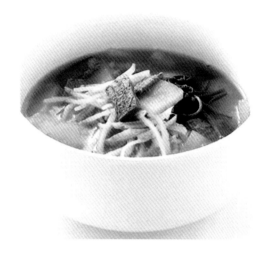

◆ 当归乌鸡汤

配　方：乌骨鸡肉 250 克，盐 5 克，味精 3 克，酱油 2 毫升，油 5 克，当归 20 克，田七 8 克。

做　法：

1. 把当归、田七用水洗干净，然后用刀剁碎。

2. 把乌骨鸡肉用水洗干净，用刀剁成块，放入开水中煮 5 分钟，再取出过冷水。

3. 把所有的材料放入炖锅中，加水，慢火炖 3 小时，最后调味即可。

功　效：散瘀消肿、止血活血、止痛行气。

◆ 干姜当归烧羊肉

配　方：羊肉 500 克，干姜 10 克，当归、生地黄各 15 克，食盐、糖、绍兴黄酒、酱油各适量。

做　法：

1. 将羊肉用清水洗去血水，切成块状，放入砂锅中。

2. 放入当归、生地黄、干姜、酱油、食盐、糖、绍兴黄酒、酱油等调味料。加入适量清水，盖过材料即可，开大火煮沸，再改用小火煮至熟烂即可。

功　效：养血、通脉、利尿、壮阳。

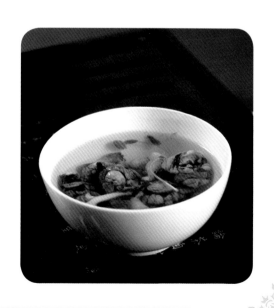

川芎

活血行气抗血栓

别　　名	小叶川芎、山鞠穷、香果、胡䓖、马衔、京芎、贯芎、抚芎、雀脑芎、台芎、西芎。
性味归经	味辛，性温；归肝、胆、心包经。
建议食用量	内服：煎汤，3～10克；研末，每次1～1.5克；或入丸、散。外用：适量，研末撒；或煎汤漱口。

营养成分

川芎嗪、阿魏酸、川芎内酯、香草酸、棕榈酸、香草醛、β-谷甾醇、亚油酸、蔗糖等。

护心脑血管功效

川芎中的川芎嗪和阿魏酸能扩张冠状动脉，增加冠状动脉及心肌血流量，使心肌供氧量增加，促进心肌供氧和耗氧的平衡，其有效成分阿魏酸有抗血栓形成的作用，能缩短血栓长度，减轻血栓干重和湿重。

功用疗效

活血行气，祛风止痛。用于月经不调，经闭痛经，癥瘕腹痛，胸胁刺痛，跌扑肿痛，头痛，风湿痹痛。

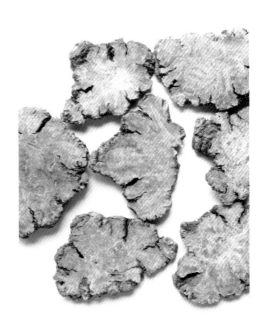

注意事项

川芎恶黄芪、山茱萸、狼毒，畏硝石、滑石、黄连，反藜芦。川芎不宜久服，久服走散真气。阴虚火旺、上盛下虚及气弱之人忌服。

妙方良方

心房纤颤：川芎、当归各10克，五味子6克，太子参、麦冬各15克。水煎服。每日1剂，分3次服用。本方益气养阴、宁心安神。

养生药膳

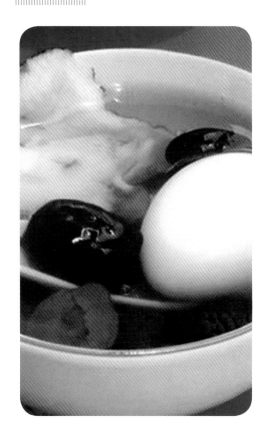

◆ 三花减肥茶

配　方：川芎6克，玫瑰花、茉莉花、代代花各5克，荷叶2克，蜂蜜适量。

做　法：

1.将玫瑰花、茉莉花、代代花、川芎、荷叶研成粗末。

2.将药末放入瓶中，用沸水冲泡10分钟后，加入蜂蜜即可。

3.每日1剂,不拘时,代茶饮。

功　效：茶中的玫瑰花有行气活血的功效；茉莉花有理气和中的功效；代代花有理气解郁的功效；川芎有祛风活血的功效。

◆ 川芎煮蛋

配　方：鸡蛋2个，川芎10克。

做　法：将鸡蛋、川芎放入锅内，加入适量的清水，同煮至鸡蛋熟。捞出鸡蛋，剥去外壳，再放入锅中，煮20分钟即可，吃蛋饮汤。

功　效：活血行气，适用于气血瘀滞型闭经。

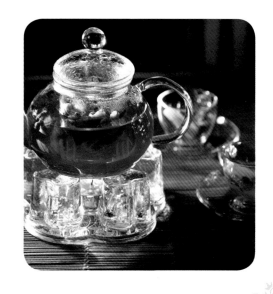

三七

散瘀止血溶血栓

别　　　名 田七、滇七、参三七、汉三七、山漆、金不换、血参。

性 味 归 经 味甘、微苦，性温；归肝、胃经。

建议食用量 内服：煎汤，3～10克；煎汤，3～9克；研末，1～3克；或入丸、散。外用：适量，磨汁涂；或研末调敷。

营养成分

人参皂苷、三七皂苷、三七素、人参炔三醇、谷氨酸、精氨酸、赖氨酸、三七多糖、铁、铜、锰、锌、镍、钒、钼、氟等。

护心脑血管功效

三七可扩张血管、溶解血栓、改善微循环，预防和治疗高血脂、胆固醇、冠心病、心绞痛、脑出血后遗症等心脑血管疾病。

适用人群

体质虚弱、免疫力低下的人适用。心脑血管疾病、高血压、高血脂及贫血患者适用。各类血症患者适用。工作压力大及饮酒多的人适用。

功用疗效

散瘀止血，消肿定痛。用于咯血，吐血，衄血，便血，崩漏，外伤出血，胸腹刺痛，跌扑肿痛。

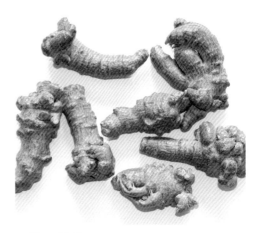

注意事项

大剂量服用三七会出现中毒反应。一些人服用三七粉会出现皮肤过敏反应。孕妇忌服。

妙方良方

冠心病：三七、生地黄各15克，瓜蒌10克，丹参、黄芪各20克，延胡索12克。水煎服。每日1剂，早、晚分服。

经典论述

1. 《纲目拾遗》："人参补气第一，三七补血第一，味同而功亦等，故称人参三七，为中药之最珍贵者。"

2. 《本草汇言》："三七味甘微苦，性平，无毒。"

养生药膳

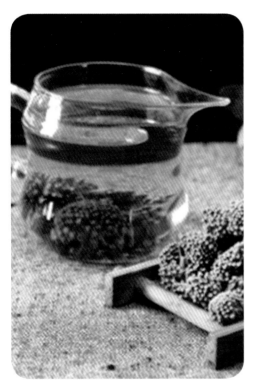

◆ 三七炖甲鱼

配　方：三七、锁阳各 10 克，小枣 10 枚，甲鱼 1 只，葱、姜、盐各适量。

做　法：甲鱼宰杀好去内脏剁成小块，用少许油加葱姜煸炒，甲鱼变软加入三七、锁阳、小枣和适量的水，小火炖 40 分钟，加盐调好味即可。

功　效：活血止血、散瘀止痛、滋阴壮阳。

◆ 三七花茶

配　方：三七花 3～5 克，冰糖适量。

做　法：在杯中放入三七花，冲入沸水，焖泡 5 分钟，调入冰糖即可。

功　效：降低血压、血脂，镇静安神。

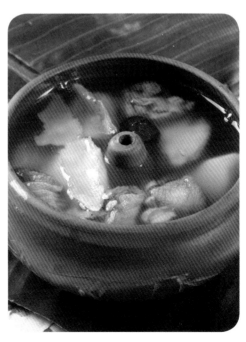

绞股蓝

清热解毒护心肌

别　　　名	七叶胆、七叶参、五叶参、小苦药、落地生、公罗锅底、遍地生根。
性 味 归 经	味苦，性寒；归肺、脾、肾经。
建议食用量	内服：煎汤，15～30克，研末，3～6克；或泡茶饮。外用：适量，捣烂涂擦。

营养成分

蛋白质、脂肪、膳食纤维、氨基酸、钙、磷、铁、胡萝卜素、维生素 B_1、维生素 B_2、烟酸、维生素 C、绞股蓝皂苷、黄酮、叶甜素等。

护心脑血管功效

绞股蓝能保护血管内壁细胞，阻止脂质在血管壁沉积，防止动脉硬化。还能明显降低血液黏稠度，调整血压。同时能防止微血栓形成并增加心肌细胞对缺氧的耐受力，起到保护心肌的作用。

经典论述

《明清中医临证小丛书》："绞股蓝补气养阴，清肺化痰，养心安神，生精固精。"

功用疗效

清热解毒，止咳祛痰。用于慢性支气管炎，传染性肝炎，肾炎，胃肠炎。

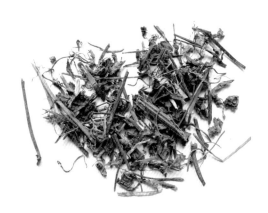

妙方良方

1. 动脉粥样硬化症：绞股蓝 15 克，决明子 30 克，槐花 10 克。上药加水煎 30 分钟，去渣取汁，兑入少许蜂蜜即成。每日 1 剂，早、晚各服 1 次。

2. 高脂血症：绞股蓝 15 克，生山楂 30 克。上药加水煮 30 分钟，去渣取汁。代茶频饮，每日 1 剂。长期饮用见效。

3. 冠心病：绞股蓝 15 克，红花 10 克，蜂蜜 5 克。先将绞股蓝、红花加水煎 30 分钟，去渣取汁，晾凉后兑入蜂蜜。每日 1 剂，早、晚各服 1 次。

养生药膳

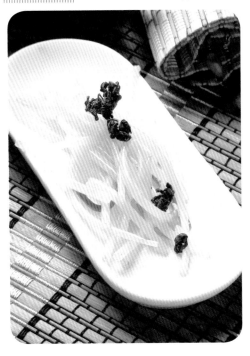

◆ 绞股蓝茶

配　方：绞股蓝 10 克，绿茶 2 克。

做　法：将烘焙过的绞股蓝与绿茶放入杯中，加沸水，焖泡 10 分钟即可。

功　效：补五脏，强身体，防治白发。

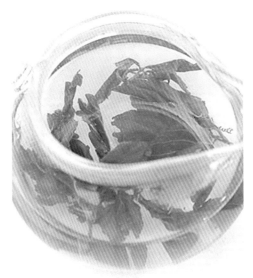

◆ 绞股蓝拌银芽

配　方：银芽 200 克，绞股蓝 30 克，盐、味精、香油各适量。

做　法：绞股蓝开水泡透，银芽飞水，将绞股蓝、银芽加盐、味精、香油拌匀即可。

功　效：清热解毒。

山楂

活血通脉助消化

别　　　名　山里红、红果、酸梅子、山梨、赤枣子。

性 味 归 经　性微温，味甘、酸；归脾、胃、肝经。

建议食用量　每次 3 ~ 4 个（50 克）。

营养成分

皮苷、蛋白质、脂肪、磷、铁、胡萝卜素、烟酸、黄酮苷类（如牡荆素、荭草素、山楂纳新）、三萜类（如齐墩果酸、熊果酸、山楂酸等）、槲皮素、维生素 C 与钙等。

护心脑血管功效

山楂能活血通脉，降低血脂和血压，改善心脏活力，兴奋中枢神经，预防高血压、高脂血症以及糖尿病性脑血管疾病。

适用人群

儿童和老年人皆适用。消化不良、食欲不振的人适用。伤风感冒的人以及患软骨缺钙症、缺铁性贫血的儿童适用。

功用疗效

消食健胃，行气散瘀。用于肉食积滞，胃脘胀满，泻痢腹痛，瘀血经闭，产后瘀阻，心腹刺痛，疝气疼痛；高脂血症。焦山楂消食导滞作用增强，用于肉食积滞、泻痢不爽。

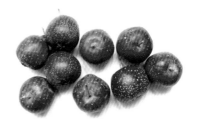

注意事项

病后初愈，体质虚弱的人忌食。忌与人参同服。服用滋补药品期间，忌食山楂。不可过食山楂，易损害牙齿；食山楂后，需用水漱口。胃酸过多、消化性溃疡等人忌食。脾胃虚弱者慎服。孕妇不宜服用。

妙方良方

老人腰痛及腿痛：山楂、鹿茸（炙）等份。上药为末，炼蜜为丸，梧桐子大。每服百丸，每日 2 次。本方出自《本草纲目》。

养生药膳

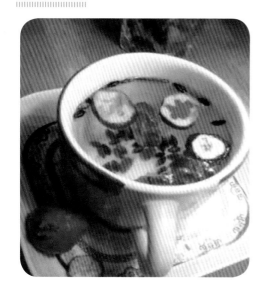

◆ 山楂荷叶茶

配　方：荷叶干品、山楂干品各 15 克，决明子 10 克。

做　法：将上述材料一起放入杯中，冲入沸水，盖盖子焖泡约 10 分钟后饮用。

功　效：荷叶、山楂均可以消脂去腻，同时减少外源脂肪的摄入量；决明子可以清热、润肠排毒，减少肠道对脂肪的吸收。

◆ 山楂大麦茶

配　方：山楂干品、决明子各 10 克，大麦 15 克，陈皮 5 克。

做　法：将上述材料一起放入杯中，冲入沸水，盖上盖子闷泡约 10 分钟后饮用。

功　效：山楂可以健胃消积；大麦不仅可以去油腻，还能促进消化。配上理气燥湿的陈皮，这款茶饮不仅能调理脾胃，而且可以促进新陈代谢，加速多余脂肪的燃烧。

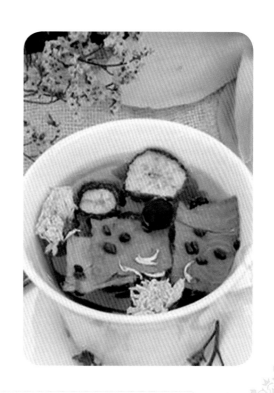

夏枯草

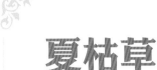

清肝泻火降血压

别　　　名 麦穗夏枯草。

性 味 归 经 味辛、苦，性寒；归肝、
　　　　　胆经。

建议食用量 煎服，9～15克。或熬
　　　　　膏服。

营养成分

三萜皂苷、芸香苷、金丝桃苷、熊果酸、咖啡酸、游离齐敦果酸、飞燕草素、矢车菊素的花色苷、d-樟脑、d-小茴香酮等。

护心脑血管功效

夏枯草的提取物具有降压的活性及抗心律失常的作用。夏枯草的水浸出液，30%乙醇浸出液及煎剂均有降低血压的作用。

妙方良方

高血压：决明子、钩藤各12克，白花夏枯草、生白芍各9克。水煎服，每日1剂。

功用疗效

清肝泻火，明目，散结消肿。用于目赤肿痛，目珠夜痛，头痛眩晕，瘰疬，瘿瘤，乳痈，乳癖，乳房胀痛。

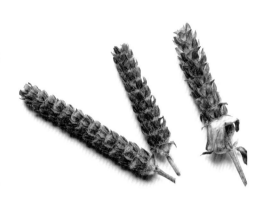

经典论述

1.《神农本草经》："主寒热、瘰疬、鼠瘘、头疮，破癥。散瘿结气，脚肿湿痹。"

2.《本草纲目》："夏枯草治目疼，用砂糖水浸一夜用，取其能解内热，缓肝火也。楼全善云，夏枯草治目珠疼至夜则甚者，神效，或用苦寒药点之反甚者，亦神效。盖目珠连目本，肝系也，属厥阴之经。夜甚及点苦寒药反甚者，夜与寒亦阴故也。夏枯禀纯阳之气，补厥阴血脉，故治此如神，以阳治阴也。"

养生药膳

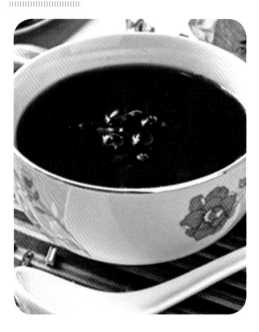

◆ 夏枯草茶

配　方：夏枯草 10 克，洞庭碧螺春 3 克，枸杞子 5 克，蜂蜜适量。

做　法：

1. 夏枯草、洞庭碧螺春、枸杞子放入杯中。

2. 用沸水冲泡，15 分钟以后，加入蜂蜜即可。

3. 每日 1 剂，不拘时，代茶饮。

功　效：润燥止渴、清热生津。

◆ 夏枯草黑豆汤

配　方：黑豆 50 克，夏枯草 15 克，冰糖适量。

做　法：

1. 夏枯草浸泡、洗净，用纱布或煲汤袋装好。

2. 黑豆浸软，洗净，两者一起放进瓦煲内，加入清水 1250 毫升（约 5 碗量），大火煲沸后改小火煲约 30 分钟，调入适量冰糖即可。

功　效：清热消暑、明目清肝火、滋肾阴、活血解毒。

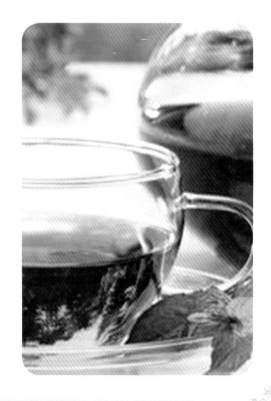

银杏叶

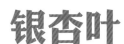

—— 活血化瘀清血管

别　　名	飞蛾叶、鸭脚子、白果叶。
性味归经	味甘、苦、涩，性平；归心、肺经。
建议食用量	内服：煎汤，3～9克；或用提取物作片剂；或入丸、散。外用：适量，捣敷或搽，或煎水洗。

营养成分

蛋白质、维生素、生物碱、糖、淀粉、银杏双黄酮、异银杏双黄酮、芸香苷、山奈素、槲皮素、异鼠李素、银杏三内酯、白果、豆甾醇等。

护心脑血管功效

银杏叶含莽草酸、白果双黄酮、异白果双黄酮、甾醇等成分。实验研究和临床证明，有降低血清胆固醇、扩张冠状动脉的作用。对治疗高血压、高脂血症及冠心病心绞痛有一定作用。

注意事项

银杏叶过量服用，会致人中毒，引发肌肉抽搐，瞳孔放大。银杏叶不能与茶叶和菊花一同泡茶喝。有实邪者忌用。孕妇与儿童更要谨慎。

功用疗效

敛肺，平喘，活血化瘀，止痛。用于肺虚咳喘，冠心病，心绞痛，高血脂。

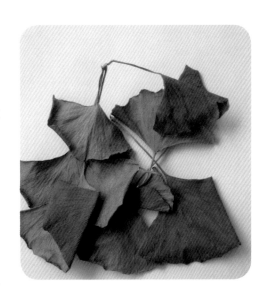

适用人群

美容养颜者适用。患心脑血管疾病的人适用。支气管哮喘的人适用。妇女经期腹痛、白带白浊者适用。腹泻、痢疾患者适用。肿瘤患者适用。老年痴呆及脑损伤后遗症患者适用。

妙方良方

高脂血性脂肪肝：何首乌、山楂各20克，黄芪、虎杖各30克，淫羊藿、银杏叶、枳实各10克，泽泻15克，田七5克。水煎服。每日1剂，分2次服用。

养生药膳

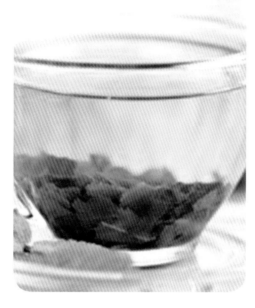

◆ 银杏叶陈皮蒜子烧仔鸡

配　方：银杏叶 20 克，陈皮 6 克，香菇 5 克，蒜子 10 粒，仔鸡 300 克。

做　法：先将仔鸡洗净，切成块余水，陈皮、银杏叶蒸制，锅中加入仔鸡、蒜子、香菇炒香加高汤、药汁调味烧熟即可。

功　效：敛肺平喘、活血止痛、燥湿化痰。

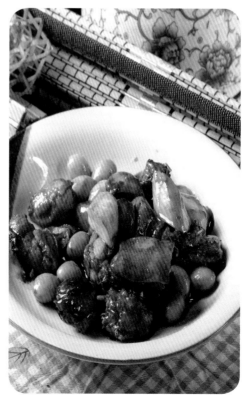

◆ 银杏茶

配　方：银杏叶（干品）2～3 片，蜂蜜适量。

做　法：在杯中放入银杏叶。冲入沸水，闷泡 10 分钟，调入蜂蜜即可饮用。

功　效：润肺止咳、强心利尿、降血压、提升人体免疫力。

泽泻

清热利湿防硬化

别　　　名　水泽、天秃、车苦菜、一枝花、如意花、天鹅蛋。

性味归经　味甘，性寒；归肾、膀胱经。

建议食用量　内服：煎汤，6～12克；或入丸、散。

营养成分

胆碱、卵磷脂、泻醇、糖、钾、钙、镁等。

护心脑血管功效

泽泻可降低血清总胆固醇的含量，延缓动脉粥样硬化形成的时间，能有效降低血脂，抗脂肪肝，防治肥胖症，还有轻度的降血压作用。

注意事项

泽泻畏海蛤、文蛤。肾虚精滑者忌用。

妙方良方

心下有支饮，其人苦冒眩：泽泻150克，白术60克。上二味，以水400毫升，煮取200毫升，分温服。本方名为泽泻汤，出自《金匮要略》。

功用疗效

利小便，清湿热。用于小便不利，水肿胀满，泄泻尿少，痰饮眩晕，热淋涩痛，高血脂。

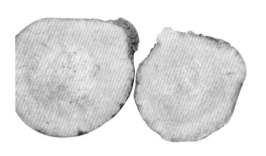

适用人群

小便不利、水肿症患者适用。头晕、耳鸣、目昏者适用。腹泻、呕吐者适用。妇女带下、淋浊者适用。

经典论述

1.《神农本草经》："主风寒湿痹，乳难，消水，养五脏，益气力，肥健。"

2.《本草纲目》："渗湿热，行痰饮，止呕吐、泻痢，疝痛，脚气。"

养生药膳

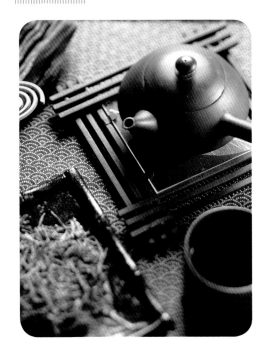

◆ 泽泻上汤娃娃菜

配　方：泽泻 20 克，娃娃菜 200 克，炸蒜仔 25 克，草菇 25 克。

调　料：葱、姜、盐、味精、食用油各适量。

做　法：

1.泽泻煎取浓汁，娃娃菜改刀成长条飞水。

2.锅置火上，加食用油煸香葱、姜，加清汤、草菇、炸蒜仔、盐、味精、娃娃菜一起煮开即可。

功　效：利水渗湿。

◆ 五苓茶

配　方：茯苓、猪苓、泽泻、白术各 5 克，花茶、桂枝各 3 克。

做　法：

1.将茯苓、猪苓、泽泻、白术、桂枝洗净放入锅中，用水煎煮，去渣取汁。

2.用药汁冲泡花茶。

3.每日 1 剂，不拘时，代茶饮。

功　效：渗湿利水、健脾和胃、宁心安神。

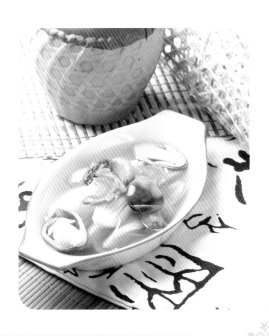

天麻

平肝息风降血压

别　　名	明天麻、定风草根、赤箭、木浦、白龙皮、离母、鬼督邮、神草、独摇芝。
性味归经	味甘，性平；归肝经。
建议食用量	内服：煎汤，3～10克；或入丸、散、研末吞服，每次1～1.5克。

营养成分

蛋白质、氨基酸、维生素A、天麻素、香荚兰素、天麻多糖以及铁、锌、氟、锰、碘等。

护心脑血管功效

天麻能增加脑血流量，降低脑血管阻力，轻度收缩脑血管，增加冠状动脉血管流量；还能降低血压，减慢心律，对心肌缺血有保护作用；还可预防动脉硬化、冠心病以及中风等病症。

注意事项

天麻一次服用不可超过40克，否则引起中毒。久服天麻，也会引发皮肤过敏。天麻入药时，不宜久煎，否则失去镇痛镇静的作用。天麻不可与御风草根配伍，否则可能发生结肠炎。口干便闭者忌服。气血虚甚者慎服。

功用疗效

平肝息风止痉。用于头痛眩晕，肢体麻木，小儿惊风，癫痫抽搐，破伤风。

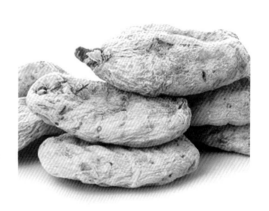

妙方良方

偏正头痛，眩晕欲倒：天麻15克，川芎60克。上药为细末，炼蜜为丸。每次服9克，饭后细嚼，茶酒任下。本方名为天麻川芎丸，出自元代《御药院方》。

经典论述

1.《名医别录》："消痈肿，下支满，疝，下血。"

2.《神农本草经》："主恶气，久服益气力，长阴肥健。"

养生药膳

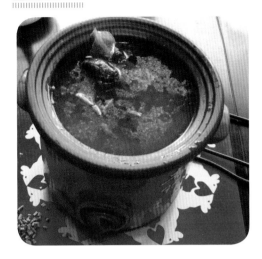

◆ 天麻炖鱼头

配　方：天麻30克，大鱼头1只，淮山药20克，小枣10枚。

做　法：天麻洗净切成片，鱼头洗净，用油煎半熟，下葱姜、淮山药、小枣、天麻、清水，大火炖至鱼头酥烂，汤汁奶白，调好口味即可食用。

功　效：息风止痰、祛风利水、补气益血。

◆ 木贼天麻炖乌骨鸡

配　方：木贼50克，天麻20克，乌鸡1只。

做　法：

1.木贼、天麻洗净放入纱布袋中煮制15分钟，去渣留汤汁备用。

2.将乌鸡洗净剁块飞水，砂锅中放入适量的汤，入药汁和乌鸡，烧开后转小火炖至鸡肉软烂即可食用。

功　效：木贼与天麻、乌鸡一同烹制具有清热利尿、益气补虚的功效。其中木贼能疏风散热、解肌、退翳，天麻能平肝息风止痉。

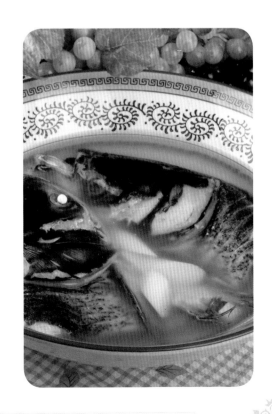

酸枣仁

宁心安神降血压

别　　　名	山枣仁、山酸枣、枣仁、酸枣核。
性 味 归 经	味甘、酸，性平；归肝、胆、心经。
建议食用量	内服：煎汤，6～15克；研末，每次3～5克；或入丸、散。

营养成分

脂肪油、蛋白质、维生素C、白桦脂醇、白桦脂、酸、酸枣皂苷等。

护心脑血管功效

酸枣仁可引起血压持续下降，有显著的降压作用，还可显著扩张微血管管径。其中酸枣仁液可使心衰减慢，心收缩力加强，防治心肌炎和心肌缺血，有强心作用。

经典论述

1. 《本草纲目》："酸枣仁，甘而润，故熟用疗胆虚不得眠，烦渴虚汗之证；生用疗胆热好眠。皆足厥阴、少阳药也，今人专以为心家药，殊味此理。"

2. 《神农本草经》："主心腹寒热，邪结气聚，四肢酸疼，湿痹。"

功用疗效

补肝，宁心，敛汗，生津。用于虚烦不眠，惊悸多梦，体虚多汗，津伤口渴。

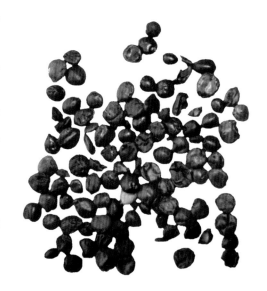

妙方良方

1. 心房颤动：人参10克，酸枣仁、远志、茯神各15克，五味子、丹参各6克。水煎服。每日1剂，分3次服用。30日为一个疗程。本方滋补心阴、活血安神。

2. 神经官能症：百合、小麦各30克，酸枣仁20克，半夏、郁金、佛手各10克，莲肉、夜交藤各15克，黄连3克。水煎服。每日1剂，分2次服。本方具有养心阴、益心气、清热安神定志的功效。

养生药膳

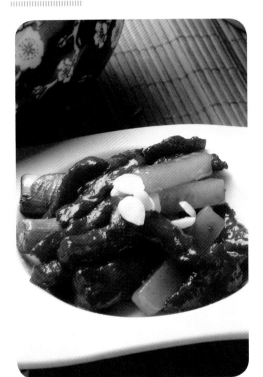

◆ 酸枣仁粳米粥

配　方：酸枣仁 50 克，粳米 150 克。

做　法：

1.将酸枣仁炒熟放入锅中，加水适量，煎取浓汁。

2.把粳米洗净，放入锅内，倒入药汁，加水煮粥，至黏稠即可。

功　效：宁心安神。

◆ 酸枣仁炒牛柳

配　方：酸枣仁 35 克，葱白、莴笋条各 50 克，牛柳 200 克，蚝油、盐、味精、糖、胡椒粉、水淀粉各适量。

做　法：牛柳切条码味上浆滑油至熟备用。葱白切段，在油锅中煸至金黄色，下笋条、牛柳、蚝油、盐、味精、糖、胡椒粉炒匀勾芡即可。

功　效：补虚生津。

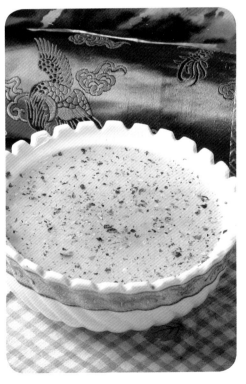

玉竹

养阴润燥强心肌

别　　　名	葳蕤、玉参、尾参、小笔管菜、甜草根、靠山竹。
性味归经	味甘，性微寒。归肺、胃经。
建议食用量	内服：煎汤，6～12克；熬膏、浸酒或入丸、散。外用：适量，鲜品捣敷；或熬膏涂。阴虚有热宜生用，热不甚者宜制用。

营养成分

维生素 A、甾苷、玉竹黏液质等。

护心脑血管功效

玉竹含强心苷成分，具有增强心肌细胞代偿的作用，可起到养心补心的功效。玉竹能降脂，长期使用能使血清胆固醇、三酯甘油降低，可与首乌、当归、泽泻等同用。玉竹的降糖作用很弱，但可以改善口干、内热等症状。对有些同时患有轻症高血糖、高血脂、冠心病、高血压的患者最为适宜。

适用人群

体质虚弱、免疫力低下的人适用。阴虚燥热、食欲不振的人适用。肥胖者适用。

功用疗效

养阴润燥，生津止渴。用于肺胃阴伤，燥热咳嗽，咽干口渴，内热消渴。

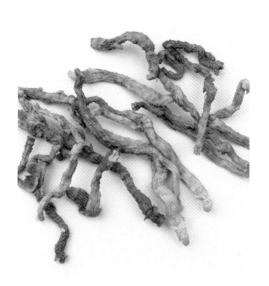

妙方良方

心悸，口干，气短，胸痛或心绞痛：玉竹、党参、丹参各 15 克，川芎 10 克。水煎服。每日 1 剂。

注意事项

玉竹畏咸卤。痰湿气滞者禁服。脾虚便溏者慎服。

经典论述

1.《本草纲目》："主风温自汗灼热，及劳疟寒热，脾胃虚乏，男子小便频数，失精，一切虚损。"

2.《神农本草经》："主中风暴热，不能动摇，跌筋结肉，诸不足。久服去面黑，好颜色，润泽。"

养生药膳

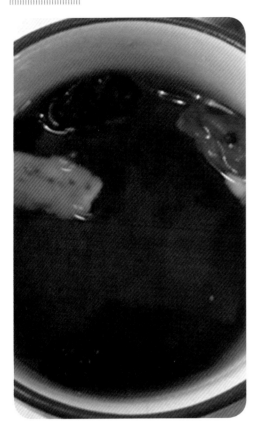

◆ 玉竹山药炖乌鸡

配　方：玉竹 12 克，草菇 35 克，乌鸡 1 只（约 500 克）。

调　料：植物油、葱、姜、料酒、盐、胡椒粉、水各适量。

做　法：

1.玉竹洗净，草菇飞水备用。乌鸡洗净，剁块飞水备用。

2.将乌鸡、玉竹放入锅中加葱、姜、料酒、盐、胡椒粉、水、植物油，用大火烧沸，小火炖 1 小时即可。

功　效：滋阴润肺、温中益气。

◆ 玉竹桑椹茶

配　方：玉竹、桑椹各 12 克，红枣 2 枚。

做　法：将上述材料一起放入杯中，倒入沸水，盖盖子闷泡约 15 分钟后饮用。

功　效：滋阴养血、益气安神。

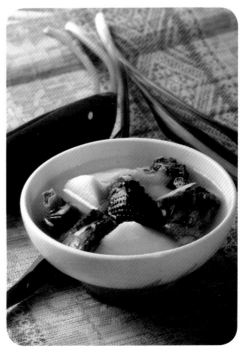

槐花

凉血止血护血管

别　　名　金药树、护房树、豆槐、槐蕊。槐的干燥花习称槐花，槐的干燥花蕾习称槐米。

性味归经　味苦，性微寒；归肝、大肠经。

建议食用量　内服：煎汤，5～10克；或入丸、散。外用：适量，煎水熏洗；或研末撒。

营养成分

蛋白质、脂肪、碳水化合物、钙、磷、铁、胡萝卜素、维生素 B_1、维生素 B_2、烟酸、维生素 C、芸香苷、槐花素、槲皮素等。

护心脑血管功效

槐花能增强毛细血管的抵抗力，从而增强血管通透性，还具有使脆性血管恢复弹性的功能，从而降低血脂、防治血管硬化。

适用人群

出血症、皮肤症、痔疮、梅毒患者适用。嗓子失声、眼睛红赤者适用。

功用疗效

凉血止血，清肝泻火。用于便血，痔血，血痢，崩漏，吐血，衄血，肝热目赤，头痛眩晕。

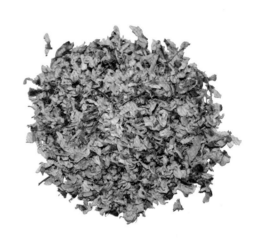

妙方良方

中风失声：炒槐花，三更后仰卧嚼咽。本方出自《世医得效方》。

小便尿血：槐花（炒）、郁金（煨）各 30 克。上药为末。每服 6 克，以淡豉汤送下。

注意事项

槐花应置干燥处，防潮，防蛀。脾胃虚寒者慎服。

经典论述

《本草纲目》：“炒香频嚼，治失声及喉痹。又疗吐血，衄，崩中漏下。”

养生药膳

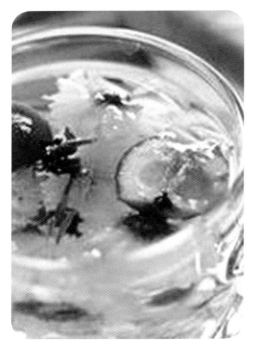

◆ **槐米山药粥**

配　方：槐米 15 克，粳米 100 克，山药 50 克。

做　法：山药洗净去皮切成小块，槐米和粳米洗净。将槐米放入锅内煮 20 分钟，滤去药渣留药汁备用。将药汁、粳米同煮至五成熟时加入山药块，煮至黏稠即可。

功　效：清肝明目、健脾益胃。

◆ **大黄槐花饮**

配　方：生大黄 4 克，槐花 30 克，蜂蜜 15 克，绿茶 2 克。

做　法：

1.先将生大黄拣杂，洗净，晾干，切成片，放入砂锅，加水适量，煎煮 5 分钟，去渣，留汁待用。

2.锅中加槐花、茶叶，加清水适量，煮沸，倒入生大黄煎汁，离火，稍凉，趁温热时调入蜂蜜即成。

功　效：清热解毒、凉血止血。

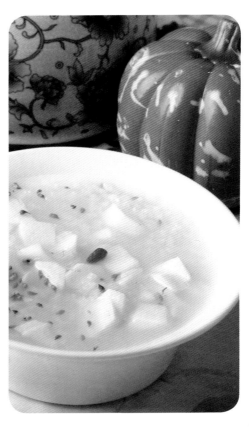

何首乌

降脂降压抗硬化

别　　名　赤首乌、首乌、铁秤砣、红内消、地精。

性味归经　味苦、甘、涩，性温；归肝、心、肾经。

建议食用量　内服：煎汤，10～20克；熬膏、浸酒或入丸、散。外用：适量，煎水洗、研末撒或调涂。

营养成分

淀粉、粗脂肪、卵磷脂、大黄酚、大黄素、大黄酸等。

护心脑血管功效

何首乌含有大黄酸、大黄素、大黄酚、芦荟大黄素等蒽醌类物质，能促进肠道蠕动，减少胆固醇吸收，加快胆固醇排泄，从而起到降低血脂、抗动脉粥样硬化的作用。

适用人群

免疫力低下、腰膝酸软、耳鸣耳聋者适用。神经衰弱、肝炎、结核病患者适用。妇人产后诸病及便秘、痔疮患者适用。

注意事项

何首乌忌猪、羊肉血，忌萝卜、葱、蒜。忌铁。大便溏泄及有湿痰者慎服。

功用疗效

生首乌解毒、消痈、润肠通便，用于瘰疬疮痈、风疹瘙痒、肠燥便秘、高血脂等；制首乌补肝肾、益精血、乌须发、强筋骨，用于血虚萎黄、眩晕耳鸣、须发早白、腰膝酸软、肢体麻木、崩漏带下、久疟体虚、高血脂等。

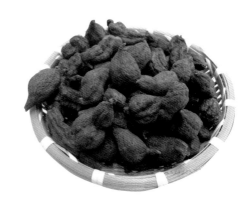

妙方良方

1. 高脂血症，动脉硬化症：黄精30克，山楂25克，何首乌15克。水煎服，每日1剂。

2. 动脉粥样硬化：制何首乌（切碎）60克，白酒500毫升。将浸泡密封。每日摇动数次，5日后即可成。每次饮药酒10～15毫升，每日1～2次。

经典论述

1.《本草述》："治中风，头痛，行痹，鹤膝风，痫证，黄疸。"

2.《开宝本草》："主瘰疬，消痈肿，疗头面风疮，疗五痔，止心痛，益血气。"

养生药膳

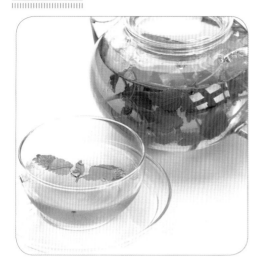

◆ 降脂减肥茶

配　方：何首乌、丹参各10克，泽泻5克，绿茶3克，蜂蜜适量。

做　法：

1.将何首乌、泽泻、丹参研成粗末。

2.将药末、绿茶放入杯中，用沸水冲泡20分钟后，加入蜂蜜，即可饮用。

3.每日1剂，不拘时，代茶饮。

功　效：本茶适宜女性、老年人、青少年饮用，尤其适宜患有高脂血症、高血压等症者以及体型肥胖者饮用。

◆ 首乌降脂茶

配　方：丹参20克，何首乌、葛根、桑寄生各10克，蜂蜜、甘草各6克。

做　法：

1.丹参、何首乌、葛根、桑寄生、黄精、甘草研成粗末。

2.将药末放入瓶中，用热水冲泡20分钟后，加入蜂蜜，即可饮用。

3.每日1剂，不拘时，代茶饮。

功　效：本茶适宜女性饮用，尤其适宜高血压、高脂血症、动脉硬化、心脑血管等患者饮用。

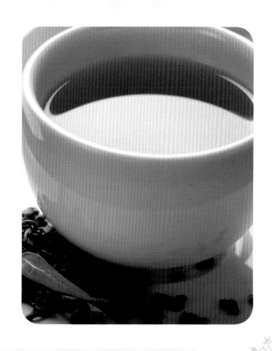

黄芪

补气固表护心脏

别　　名　绵芪、绵黄芪、黄蓍。
性味归经　味甘，性温；归肺、脾经。
建议食用量　煎服，9～30克。蜜炙
　　　　　　可增强其补中益气作用。

营养成分

皂苷、蔗糖、多糖、氨基酸、叶酸、硒、锌、铜等。

护心脑血管功效

黄芪能够扩张冠状动脉血管，改善心肌供血，提高免疫力，而且能够延长细胞衰老的过程。还能降低血液黏稠度、减少血栓的形成、降低血压，保护心脏。

适用人群

脾胃虚弱、食欲不振、身体乏力的人适用。感冒、哮喘、病毒性心肌炎患者适用。自汗、盗汗的人适用。痈疽不溃、疮口不愈合的患者适用。体虚浮肿及肾炎患者适用。胃下垂、子宫脱垂者适用。

注意事项

黄芪恶习龟甲、白鲜皮，反藜芦，畏五灵脂、防风。实证和阴虚阳盛者忌用。

功用疗效

补气固表，利尿排毒，排脓，敛疮生肌。用于气虚乏力，食少便溏，中气下陷，久泻脱肛，便血崩漏，表虚自汗，气虚水肿，痈疽难溃，久溃不敛，血虚萎黄，内热消渴。

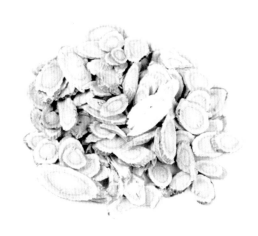

妙方良方

1. 糖尿病：生黄芪、黄精、太子参、生地黄各9克，天花粉6克。共研为末。每日3次，每次14克，水冲服。适应于糖尿病气阴两虚证。

2. 脑血栓：黄芪15～30克，川芎6克，赤芍、桃仁、当归、丹参、牛膝、地龙各9克。水煎服。

养生药膳

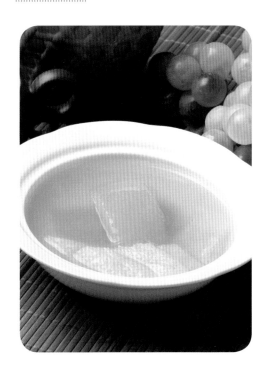

◆ 黄芪甘草鱼汤

配　方：虱目鱼肚 1 片，防风、甘草各 5 克，白术 10 克，红枣 3 颗，黄芪 9 克，芹菜少许，盐、味精、太白粉适量。

做　法：

1. 将虱目鱼肚洗净，切成薄片，放少许太白粉，轻轻搅拌均匀，腌渍 20 分钟，备用。

2. 药材洗净、沥干，备用。

3. 锅置火上，倒入清水，将药材与虱目鱼肚一起煮，用大火煮沸，再转入小火续熬至味出，放适量盐、味精调味，起锅前加入适量芹菜即可。

功　效：益气、补血壮阳、增强免疫力。

◆ 黄芪清汤鱼唇

配　方：黄芪 12 克，鱼唇 100 克，竹笋 50 克，盐、味精各适量。

做　法：鱼唇改刀成块，飞水备用，竹笋改刀成菱形块，黄芪入清汤加盐、味精同煮 10 分钟，下鱼唇、竹笋炖煨熟即可。

功　效：补气滋阴。

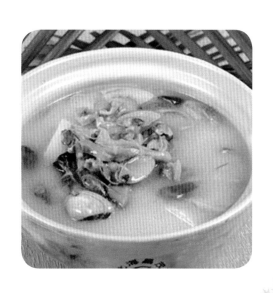

葛根

解肌退热扩血管

别　　　名	葛藤、干葛、粉葛、葛麻藤、葛子根、葛条根、鸡齐根。
性味归经	味甘、辛，性凉；归脾、胃经。
建议食用量	内服：煎汤，10～15克；或捣汁。外用：适量，捣敷。

营养成分

葛根素、葛根素木糖苷、大豆黄酮、大豆黄酮苷、大豆苷元、花生酸、葛根醇、异黄酮苷、黄豆苷、糖苷、氨基酸等成分。

护心脑血管功效

葛根中的总黄酮和葛根素可以改善心肌的氧代谢、扩张血管、改善微循环、降低血管阻力，可有效预防心肌梗死、心律失常、高血压、动脉硬化等并发症；同时，它还有益于糖尿病微血管病变所致的外周神经损伤和视网膜病变等。

适应人群

中老年人、脸上长斑者适用。高血压、高血脂、高血糖、肝炎患者适用。偏头痛患者适用。

功用疗效

解肌退热，生津，透疹，升阳止泻。用于外感发热头痛、项背强痛，口渴，消渴，麻疹不透，热痢，泄泻；高血压颈项强痛。

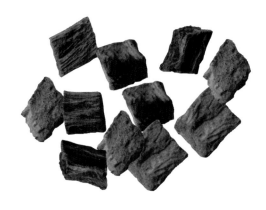

妙方良方

1. 中风所致言语謇涩、神志昏愦、手足不遂，或预防中风以及中老年人脑血管硬化：葛粉250克，荆芥穗50克，淡豆豉150克。将葛粉捣碎成细粉末，荆芥穗和淡豆豉用水煮6～7沸，去渣取汁，再将葛粉作面条放入汁中煮熟。每日空腹食1次。有解热生津、祛风开窍功效。

2. 高脂血症：葛根、丹参、蒲黄各20克，山楂40克，何首乌25克。水煎服。每日1剂，早、晚分服。本方具有活血化瘀，清除污血的功效。

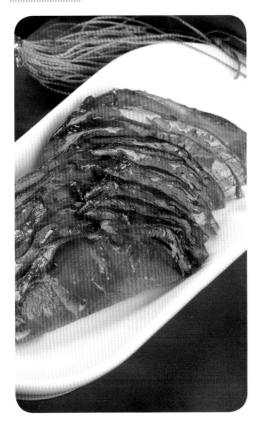

◆ 葛根粳米粥

配　方：葛根 30 克，粳米 50 克，麦冬 5 克。

做　法：

1.葛根洗净切成小段；麦冬用温水浸泡半小时；粳米洗净。

2.锅内加水烧沸，放粳米、麦冬、葛根用武火煮 5 分钟，改用文火熬熟至黏稠即可。

功　效：降血压、清热生津、健脾和胃。适用于高血压、冠心病、心绞痛、老年糖尿病患者。

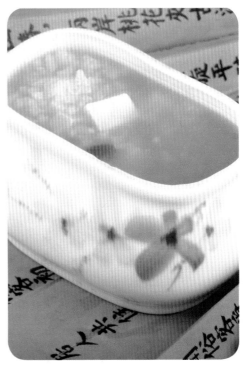

◆ 葛根卤牛肉

配　方：葛根 12 克，牛腱肉 250 克，老抽、葱、姜、鸡汤、盐各适量。

做　法：

1.牛腱肉飞水。

2.加葱、姜、葛根、老抽、鸡汤、盐煮至软烂，冷却后切片即可食用。

功　效：生津止渴。

人参

大补元气防硬化

别　　　名	血参、黄参、孩儿参、人街、鬼盖、土精、地精、玉精、金井玉阑、棒锤。
性味归经	味甘、微苦，性平；归脾、肺、心经。
建议食用量	内服：煎汤，3～10克，大剂量10～30克，宜另煎兑入；或研末，1～2克；或敷膏；或泡酒；或入丸、散。

营养成分

葡萄糖、果糖、蔗糖、维生素 B_1、维生素 B_2、人参皂苷、挥发油、人参酸、泛酸、多种氨基酸、胆碱、酶、精胺、胆胺等。

护心脑血管功效

人参所含的人参皂苷能降低血中胆固醇和三酯甘油，升高血清高密度脂蛋白胆固醇，降低动脉硬化指数，对于高脂血症、血栓症和动脉硬化有较好的疗效。

适用人群

大病导致元气欲脱者以及休克的人适用。脾虚体倦乏力、食欲不振、呕吐腹泻者适用。

功用疗效

大补元气，复脉固脱，补脾益肺，生津，安神。用于体虚欲脱，肢冷脉微，脾虚食少，肺虚喘咳，津伤口渴，内热消渴，久病虚羸，惊悸失眠，阳痿宫冷；心力衰竭，心源性休克。

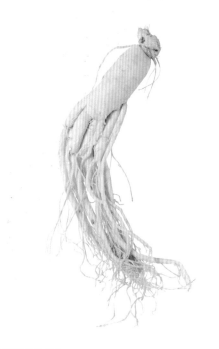

妙方良方

1. 胸痹心中痞气，气结在胸，胸满，胁下逆抢心：人参、甘草、干姜、白术各90克。上药加水1600毫升，煮取600毫升。温服200毫升，每日3次。

2. 气阴两伤，口渴多汗，气短喘促：人参、五味子各3克，麦冬9克，水煎服。

养生药膳

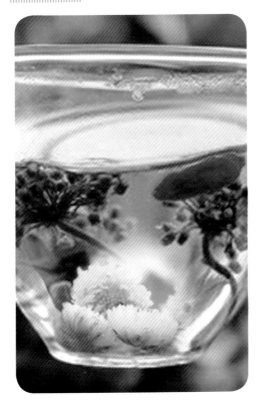

◆ 人参气锅乳鸽

配　方：人参1根，薏米20克，淮山药20克，乳鸽1只。

做　法：人参切成片，鸽子宰杀，去内脏洗净，与淮山药、薏米一起放在汽锅里，用葱、姜、盐等调好口味，加入清水，盖上盖，上笼蒸45分钟即可。

功　效：益气补血、宁心安神。

◆ 人参花白菊枸杞茶

配　方：人参花、杭白菊各5克，枸杞子6粒。

做　法：将上述材料一起放入杯中，倒入沸水，盖盖子闷泡约5分钟后饮用。

功　效：补肾益气、清凉明目。高血压、高血脂、冠心病、体弱多病者适宜饮用。

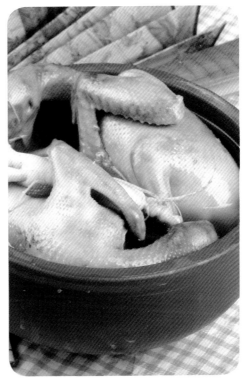

西洋参

补气养阴护血管

别　　名	西洋人参、西参、顶光参、洋参、花旗参、美国人参、佛兰参。
性味归经	味甘、微苦，性凉；归心、肺、肾经。
建议食用量	每日 3 ～ 6 克,或多至 9 克。泡茶，煎汤，煎膏滋。

营养成分

人参皂苷、挥发油、树脂以及精氨酸、天冬氨酸等 18 种氨基酸。

护心脑血管功效

西洋参富含西洋参皂苷，具有抗溶血、降低血液凝固性、抑制血小板凝聚、抗动脉硬化等作用。另外，对糖尿病患者还有调节血糖作用。

适用人群

身体免疫力低下者适用。失眠、烦躁、记忆力衰退及老年痴呆者适用。患高血压、心律失常、冠心病、急性心肌梗死、脑血栓等心脑血管疾病的人适用。糖尿病患者可用。慢性胃病、胃肠虚弱者适用。

注意事项

西洋参不宜与藜芦、白萝卜同用。西洋参忌铁器及火炒。寒症患者不宜使用。

功用疗效

补气养阴，清热生津。用于气虚阴亏，内热，咳喘痰血，虚热烦倦，消渴，口燥咽干。西洋参具有抗疲劳、抗氧化、抗应激、抑制血小板聚集、降低血液凝聚的作用。

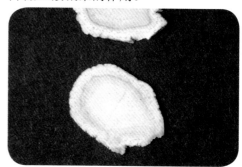

妙方良方

1. 冠心病：西洋参、三七各 50 克，灵芝 100 克。上药共研细末,装瓶备用。每服 5 克，早、晚各服 1 次。

2. 冠心病、风心病、肺心病，证见心胸痞闷，或有闷痛，心悸气短，心律不齐，舌紫暗等：西洋参、苦参、丹参、赤芍、北沙参、三七参、水蛭、冰片，按一定比例制成药末，装入胶囊，每粒装药末 0.45 克。每日 3 次，每次 4 ～ 5 粒，白开水送服。本方名为五参顺脉方，具有可滋阴补气、活血化瘀的功效。

养生药膳
||||||||||||||||||||||

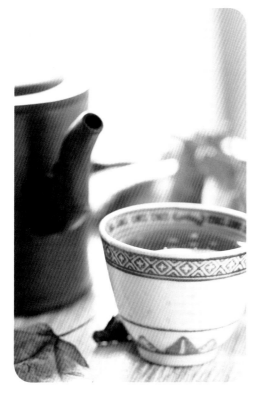

◆ **西洋参淮山蒸乌鸡**

配　方：西洋参10克，淮山药20克，乌鸡1只。

做　法：西洋参切片，淮山药用水泡软，乌鸡洗净，剁成块飞水。把制好的原料一起放到盆里，加入清汤和适量的葱姜，上笼蒸至鸡肉软烂即可。

功　效：补气养阴清虚火、活血化瘀、养血补脾。

◆ **玉竹洋参茶**

配　方：玉竹5克，西洋参5克，蜂蜜适量。

做　法：

1.将玉竹、西洋参洗净、放入锅中煎煮。

2.用茶漏滤取药汁后，加入适量蜂蜜即可饮用。

3.每日1剂、代茶频饮。

功　效：益气滋阴、止消渴。

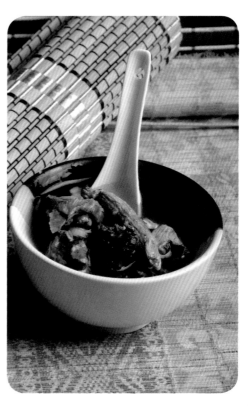

红花

活血化瘀护心脑

别　　　名	草红花、红蓝花、刺红花。
性味归经	味辛，性温；归心、肝经。
建议食用量	内服：煎汤，3～10克。养血和血宜少用；活血祛瘀宜多用。

营养成分

红花黄色素、红花苷、红花油等。

护心脑血管功效

红花含有丰富的亚麻酸，有降血脂和血清胆固醇、防治动脉粥样硬化的作用。

适用人群

跌打损伤者适用。妇女痛经、闭经、恶露瘀阻者适用。冠心病患者适用。

注意事项

红花过量使用可致人体中毒，主要表现为腹部不适、腹痛、腹泻，甚或胃肠出血、腹部绞痛，妇女月经过多。孕妇忌用。溃疡病及出血性疾病者慎用。

经典论述

《本草正》："达痘疮血热难出，散斑疹血滞不消。"

功用疗效

活血通经，散瘀止痛。用于经闭，痛经，恶露不行，癥瘕痞块，跌扑损伤，疮疡肿痛。

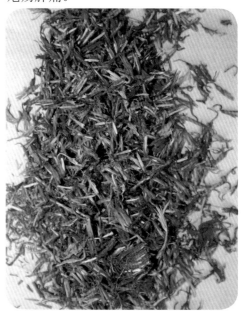

妙方良方

1. 动脉粥样硬化：黄芪、川贝母、丹参各30克，红花、田七、金樱子各10克，穿破石12克，人参、荷叶、巴戟天各15克。上药研末为丸。每次服10克，每日3次。

2. 缺血性脑血管病：红花、郁金、桃仁各30克，川芎40克，丹参80克，甘草、水蛭各20克。水煎服。每日1剂。本方具有活血化瘀的功效。

3. 脑血栓：葛根、地龙各30克，红花20克。水煎服。每日1剂，分2次服用。本方通经活络、活血化瘀。

养生药膳

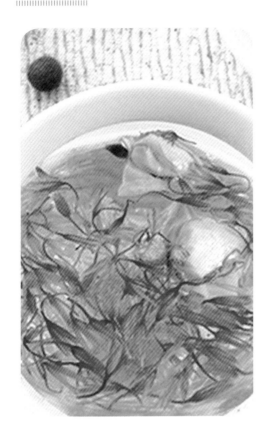

◆ 红花拌三丝

配　方：红花6克，黄瓜150克，鲜芦笋80克，鲜莴笋80克。

调　料：葱、姜、红花、酱油、醋、盐、香油各适量。

做　法：

1.红花洗净，放入碗中，加少量水，上笼蒸10分钟，待用。

2.黄瓜洗净切丝。芦笋洗净，飞水焯熟并切丝。莴笋去皮洗净切丝，葱姜切丝。

3.将黄瓜、芦笋、莴笋、葱、姜、红花、酱油、醋、盐、香油拌匀即可。

功　效：清热解毒、通便。

◆ 红花玫瑰茶

配　方：红花15克，玫瑰花10朵。

做　法：将上述材料一起放入杯中，冲入沸水，盖盖子闷泡3～5分钟后饮用。

功　效：行气活血、去瘀止痛。

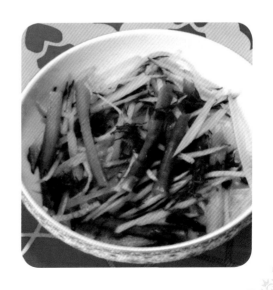

白果

敛肺定喘通血管

别　　名　鸭脚子、银杏果、佛指甲、佛指柑。

性味归经　味甘、苦、涩，性平；归肺、肾经。

建议食用量　内服：煎汤，3～9克；或捣汁。外用：适量，捣敷。

营养成分

蛋白质、脂肪、钙、磷、铁、胡萝卜素、维生素 B_2、氨基酸、银杏黄素、腰果酸、白果二酚等。

护心脑血管功效

白果中含有莽草酸、白果双黄酮、异白果双黄酮甾醇降等，具有降低人体血液中胆固醇水平、扩张冠状动脉、防治动脉硬化的作用，对脑血栓、老年性痴呆、高血压、高血脂、冠心病、动脉硬化、脑功能减退等疾病还具有特殊的预防和治疗效果。

适用人群

慢性咳喘患者适用。肾气不固，有遗精、遗尿症状的人适用。

功用疗效

敛肺定喘，止带浊，缩小便。用于痰多喘咳，带下白浊，遗尿尿频。

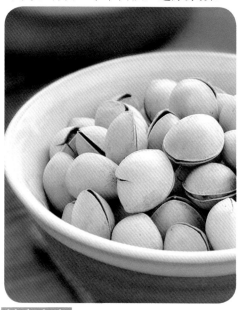

妙方良方

1. 大便下血：白果30克，藕节15克，加水煎服；或上药共研末，分3次服用。

2. 肺结核：银杏（颜色半青带黄，果皮无损）数枚，浸入生菜油内，浸满100日后即成。用时，每日饭前服1粒，小儿酌减。视病情轻重，服食1～3个月。

注意事项

白果有毒，生食或炒食过量可致中毒，其中以小儿中毒较常见。忌与鳗鲡鱼同食。有实邪者忌服。小儿慎食。

养生药膳

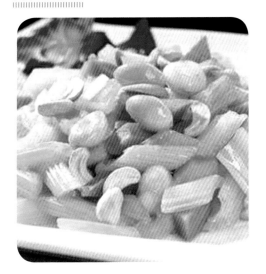

◆ 白果炒百合

配　方：白果 150 克、百合 150 克，西芹 50 克。

调　料：盐、白砂糖、淀粉、鸡精、花生油各适量。

做　法：

1.洗净百合，白果煮熟去外衣备用。

2.西芹洗净，切小段。

3.锅置火上，倒油，待油热后放入白果炒热，再加入西芹、白砂糖、精盐、高汤、百合、鸡精翻炒，用水淀粉勾芡即可。

功　效：润肺止咳、抗菌消炎、提高机体免疫力。

◆ 白果银耳羹

配　方：白果仁 30 克，川贝母 6 克，银耳 30 克，冰糖 20 克。

做　法：

1.白果仁用沸水煮 10 分钟去外衣备用。

2.银耳温水泡发，去根和杂质。

3.将白果、银耳、川贝母一同放入砂锅内烧沸后小火炖 30 分钟即可。

功　效：止咳平喘、润肺化痰。

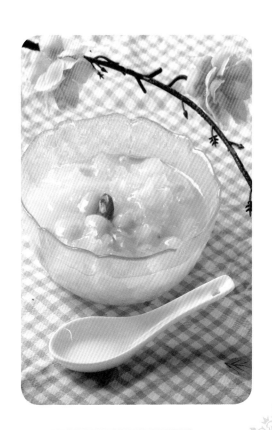

第四章

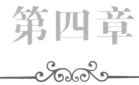

手到病除——
穴位理疗心脑血管病

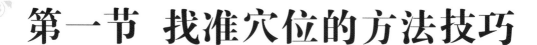

第一节 找准穴位的方法技巧

正确取穴对艾灸、拔罐、按摩、刮痧疗效的关系很大。因此，准确地选取腧穴，也就是腧穴的定位，一直为历代医家所重视。

骨度分寸法

骨度分寸法，始见于《灵枢·骨度》篇。是以骨节为主要标志测量周身各部的大小、长短，并依其比例折算尺寸作为定穴标准的方法。不论男女、老少、高矮、肥瘦都是一样。如腕横纹至肘横纹作12寸，也就是将这段距离划成12等分，取穴就以它作为折算的标准。常用的骨度分寸见下表。

分部	起止点	常用骨度	度量法	说明
头部	前发际至后发际	12寸	直寸	如前后发际不明，从眉心量至大椎穴作18寸，眉心至前发际3寸，大椎穴至后发际3寸
	耳后两完骨（乳突）之间	9寸	横寸	用于量头部的横寸
胸腹部	天突至歧骨（胸剑联合）	9寸	直寸	胸部与肋部取穴直寸，一般根据肋骨计算，每一肋骨折作1寸6分（天突至璇玑可作1寸，璇玑至中庭，各穴间可作1寸6分计算）
	歧骨至脐中	8寸		
	脐中至横骨上廉（耻骨联合上缘）	5寸		
	两乳头之间	8寸	横寸	胸腹部取穴的横寸，可根据两乳头之间的距离折量。女性可用左右缺盆穴之间的宽度来代替两乳头之间的横寸
背腰部	大椎以下至尾骶	21椎	直寸	背部腧穴根据脊椎定穴。一般临床取穴，肩胛骨下角相当第7（胸）椎，髂嵴相当第16椎（第4腰椎棘突）
	两肩胛骨脊柱缘之间	6寸	横寸	
上肢部	腋前纹头（腋前皱襞）至肘横纹	9寸	直寸	用于手三阴、手三阳经的骨度分寸
	肘横纹至腕横纹	12寸		
侧胸部	腋以下至季胁	12寸	直寸	"季胁"指第11肋端下方
侧腹部	季胁以下至髀枢	9寸	直寸	"髀枢"指股骨大转子高点
下肢部	横骨上廉至内辅骨上廉（股骨内髁上缘）	18寸	直寸	用于足三阴经的骨度分寸
	内辅骨下廉（胫骨内髁下缘）至内踝高点	13寸		
	髀枢至膝中	19寸	直寸	用于足三阳经的骨度分寸；前面相当犊鼻穴，后面相当委中穴；臀横纹至膝中，作14寸折量
	臀横纹至膝中	14寸		
	膝中至外踝高点	16寸		
	外踝高点至足底	3寸		

手指比量法

以患者手指为标准来定取穴位的方法。由于生长相关律的缘故，人类机体的各个局部间是相互关联的。由于选取的手指不同，节段亦不同，手指比量法可分作以下几种。

中指同身寸法：是以患者的中指中节屈曲时内侧两端纹头之间作为1寸，可用于四肢部取穴的直寸和背部取穴的横寸。

拇指同身寸法：是以患者拇指指关节的横度作为1寸，亦适用于四肢部的直寸取穴。

横指同身寸法：亦名“一夫法”，是令患者将食指、中指、无名指和小指并拢，以中指中节横纹处为准，四指横量作为3寸。

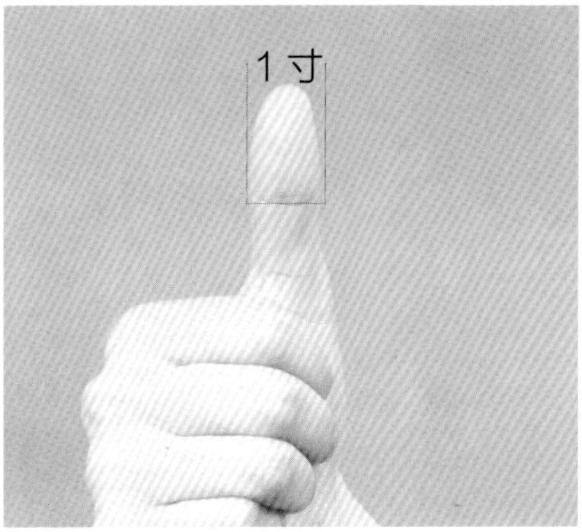

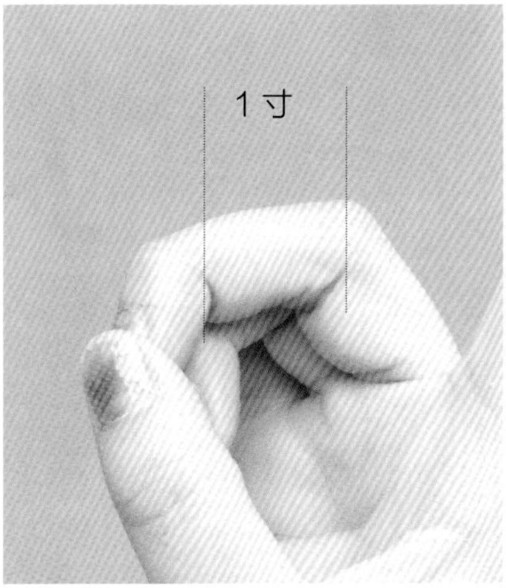

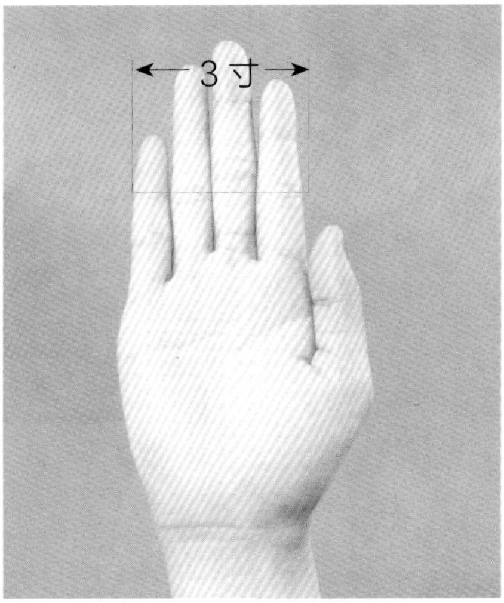

自然标志取穴法

根据人体表面所具特征的部位作为标志，而定取穴位的方法称为自然标志定位法。人体的自然标志有两种：

固定标志法：即是以人体表面固定不移，又有明显特征的部位作为取穴标志的方法。如人的五官、爪甲、乳头、肚脐等作为取穴的标志。

活动标志法：是依据人体某局部活动后出现的隆起、凹陷、孔隙、皱纹等作为取穴标志的方法。如曲池屈肘取之。

第二节　特效穴位护心脑血管

膻中穴

·——理气止痛护心胸

膻中穴是心包募穴（心包经经气聚集之处），是气会穴（宗气聚会之处），又是任脉、足太阴、足少阴、手太阳、手少阳经的交会穴，能理气活血通络、宽胸理气、止咳平喘。现代医学研究也证实，刺激该穴可调节神经功能，松弛平滑肌，扩张冠状血管及消化道内腔径，还可以缓解肥胖症引起的不适症状。

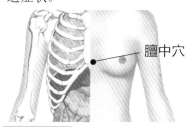

膻中穴

【定位】

位于胸部，前正中线上，两乳头连线的中点。

【主治】

胸部疼痛、腹部疼痛、心悸、呼吸困难、咳嗽、过胖、过瘦、呃逆、乳腺炎、缺乳症、咳喘病。

【功效】

理气止痛、生津增液。

【日常保健】

》 按摩：

按摩者用拇指或中指自下而上推膻中穴约 2 ～ 5 分钟，以局部出现酸、麻、胀感觉为佳。长期坚持，可改善呼吸困难、心悸等症状。

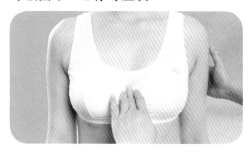

》 艾灸：

用艾条温和灸法灸膻中穴 5 ～ 10 分钟，每天 1 次，可治疗心悸、心绞痛等症状。

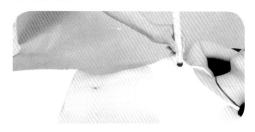

【配伍】

》 膻中+厥阴俞+内关

厥阴俞除烦解闷，内关宁心安神、理气止痛。三穴配伍，有清肺宽胸的作用，主治心悸、心烦。

天池穴

宽胸理气化血瘀

天，天部也；池，储液之池也。天池名意指心包外输的高温水气在此冷凝为地部经水，属手厥阴心包经中的一个穴道。经常刺激该穴可以治疗心绞痛、心肌炎、乳腺炎、乳汁分泌不足、肋间神经痛。

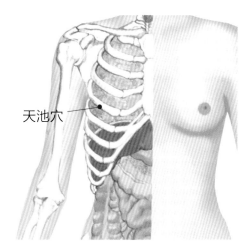

天池穴

【定位】

位于胸部，当第 4 肋间隙，乳头外 1 寸，前正中线旁开 5 寸。

【主治】

胸闷、心烦、咳嗽、痰多、气喘、胸痛、腋下肿痛、瘰疬、疟疾、乳痈。

【功效】

活血化瘀、宽胸理气。

【日常保健】

» 按摩：

晚间用拇指或中指指腹顺时针按摩 100 次，然后逆时针再按摩 100 次，有助心阳运转，气血的流动，对养心护心至关重要。

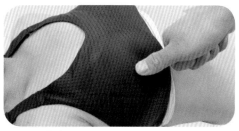

» 艾灸：

艾炷灸或温针灸 3 ～ 5 壮；艾条温灸 5 ～ 10 分钟。可改善胸闷、心烦。

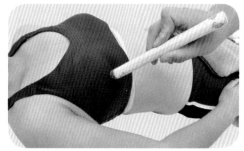

【配伍】

» 天池+列缺+丰隆

列缺穴宣肺解表、通经活络，丰隆穴降逆开窍。三穴配伍，可治咳嗽。

» 天池+内关+支沟

内关穴宁心安神、理气止痛，支沟穴疏利三焦、聪耳利胁。三穴配伍，可治心痛、肋痛。

神阙穴

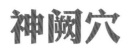

回阳救逆平血脂

神阙属任脉，当元神之门户，故有回阳救逆、开窍苏厥之功效。加之穴位于腹之中部，下焦之枢纽，又邻近胃与大小肠，所以该穴还能健脾胃、理肠止泻。本穴除治高脂血症、中风脱症、厥逆之痰外，还可用治肥胖症、腹泻、绞痛、脱肛等症。

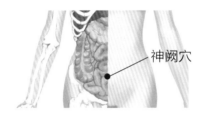

神阙穴

【定位】

位于腹中部，脐中央。

【主治】

泻痢、绕脐腹痛、脱肛、五淋、妇人血冷不受胎、中风脱证、尸厥、角弓反张、风痫、水肿鼓胀、肠炎、痢疾、产后尿潴留。

【功效】

培元固本、回阳救脱、和胃理肠。

【日常保健】

» 按摩：

用手掌按揉神阙穴2～3分钟，力度适中，高脂血症患者长期坚持，可改善虚胖、四肢冰冷等症状。

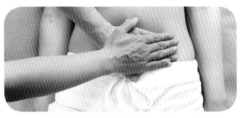

» 艾灸：

用点燃的艾条对准肚脐眼，距被灸者能感到温热为度，持续约2～3分钟；或在肚脐眼上放一片厚3毫米的生姜片，然后再灸，可治疗腹痛、便秘、排尿不利、肥胖等症。

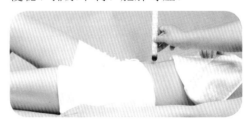

【配伍】

» 神阙+百会+膀胱俞

百会提神醒脑，膀胱俞清热、利尿、通便。三穴配伍，有通经行气的作用，主治肥胖症。

» 神阙+关元

关元固本培元、导赤通淋。两穴配伍，有健脾和胃、调理肠道的作用，主治饮食不当造成的肠鸣、腹痛、泄泻。

关元穴

补肾培元促循环

关，关卡也。元，元首也。关元名意指任脉气血中的滞重水湿在此关卡不得上行，是小肠的募穴。本穴为血液循环的强壮刺激点，又为先天气海，元阴元阳在此交会，虚症用灸，平时多揉按拍可促进血液循环。

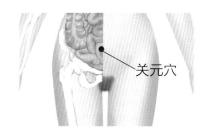

关元穴

【定位】

位于下腹部，前正中线上，当脐中下3寸。

【主治】

中风脱证、虚劳冷惫、羸瘦无力、少腹疼痛、霍乱吐泻、痢疾、脱肛、疝气、便血、溺血、小便不利、尿频、尿闭、遗精、白浊、阳痿、早泄、月经不调、经闭、经痛、赤白带下、阴挺、崩漏、阴门瘙痒、恶露不止、胞衣不下、消渴、眩晕。

【功效】

补肾培元、温阳固脱。

【日常保健】

» 按摩：

用拇指指腹按揉关元穴100～200次，不可以过度用力，按揉时只要局部有酸胀感即可。可治疗泌尿、生殖系统疾患。

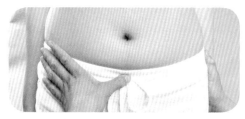

» 温灸：

艾炷灸或温针灸5～7壮；艾条灸10～15分钟。有强肾壮阳，增加男性性功能的功效，可治疗肾虚而腰酸或阳痿者。

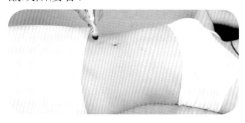

【配伍】

» 关元+足三里+脾俞

足三里穴生发胃气，脾俞穴健脾和胃、利湿升清。三穴配伍，防治晕厥、失眠、里急腹痛。

» 关元+三阴交+血海

三阴交穴补益肝肾，血海穴健脾化湿。三穴配伍，防治痛经、月经不调。

心俞穴

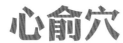

理气宁心补气血

心俞属足太阳膀胱经，为心的背俞穴，与心脏联系密切，善于散发心室之热。心脏功能的强弱和血液循环的盛衰，直接影响全身的营养状况。适当刺激心俞穴能有效调节心脏功能，补充心神气血，达到保护心脏的目的。

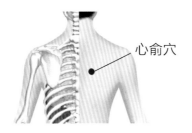

心俞穴

【定位】

位于背部，当第5胸椎棘突下，旁开1.5寸。由平双肩胛骨下角之椎骨（第7胸椎），往上推2个椎骨，即第5胸椎棘突下缘，旁开约2横指（食、中指）处为取穴部位。

【主治】

冠心病、心绞痛、风湿性心脏病、肋间神经痛、精神分裂症、癔症。

【功效】

散发心室之热，理气宁心。

【日常保健】

» 按摩：

用两手拇指指腹按顺时针方向按揉心俞穴约2分钟，然后按逆时针方向按揉约2分钟，以局部出现酸、麻、胀感觉为佳。每天坚持，能够治疗高脂血症、心痛、心悸等病症。

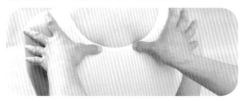

» 艾灸：

艾炷灸或温针灸5～7壮；艾条灸10～15分钟。可治疗高脂血症、胸痛、心悸等病症。

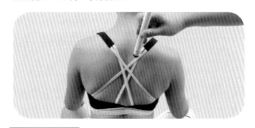

【配伍】

» 心俞+巨阙

巨阙宽胸理气、调理肠胃。两穴配伍，有行气活血的功效，主治心痛引背、冠心病、心绞痛。

» 心俞+神门+三阴交

神门宁心安神，三阴交健脾利湿。三穴配伍，有调心脾、养心安神的作用，主治健忘、失眠、惊悸。

天泉穴

活血通脉解胸闷

天，天部也；泉，泉水也。该穴名意指心包经的下行经水是从高处飞落而下，是手厥阴心包经的常用俞穴之一。经常刺激该穴有缓解咳嗽、胸满、心痛、胁胀、臂痛的作用。

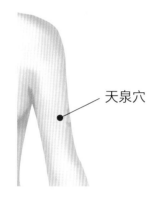

天泉穴

【定位】

位于臂内侧，当腋前纹头下2寸，肱二头肌的长、短头之间。

【主治】

心痛、胸胁胀满、咳嗽、胸背及上臂内侧痛。

【功效】

宽胸理气、活血通脉。

【日常保健】

» 按摩：

用拇指指腹垂直按压天泉穴，注意按压时力度要适中，每次3分钟，每日2次。

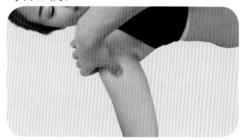

» 艾灸：

艾炷灸或温针灸3～5壮；艾条温灸5～10分钟。可缓解治疗咳嗽、胸满、心痛、胁胀。

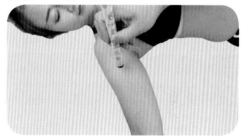

【配伍】

» 天泉+内关+通里

内关穴理气止痛，通里穴清热安神。三穴配伍，可治心痛、心悸。

» 天泉+肺俞+支沟

肺俞调补肺气、祛风止痛，支沟穴疏利三焦、聪耳利胁。三穴配伍，可治咳嗽、胸胁痛。

劳宫穴

清心安神健心脏

劳，劳作也；宫，宫殿也。该穴名意指心包经的高热之气在此带动脾土中的水湿气化为气。劳宫穴有内外之分，属手厥阴心包经穴，为心包经之"荥穴"。刺激劳宫穴可清心热，泻肝火。故由肝阳上亢、化生风和上挠心所造成的中风、糖尿病、高血压病或心神志病症均可治疗。

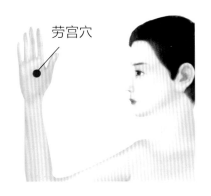

劳宫穴

【定位】

位于手掌心，当第2、3掌骨之间偏于第3掌骨，握拳屈指的中指尖处。

【主治】

中风昏迷、中暑、心痛、癫狂、痫证、口疮、口臭、鹅掌风。

【功效】

提神醒脑、清心安神。

【日常保健】

» 按摩：

采用按压、揉擦等方法，左右手交叉进行，每穴各操作10分钟，每天2～3次，不受时间、地点限制。也可借助小木棒、笔套等钝性的物体进行按摩。按压后可降血压、降血糖。

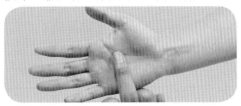

» 艾灸：

手执艾条以点燃的一端对准劳宫穴，距离皮肤1.5～3厘米，以感到施灸处温热、舒适为度。每日灸1次，每次灸3～15分钟。可有效缓解高血压病、糖尿病、心痛等病症。

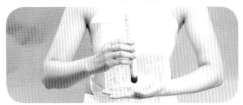

【配伍】

» 劳宫+水沟+十宣+曲泽+委中

五穴配伍，具有清泻火热、开窍醒神的作用，主治神经系统病变所致的昏迷。

» 劳宫+金津+玉液+内庭

四穴配伍，具有清心热、泻肝火、生津的作用，主治口疮、口臭等病症。

郄门穴

宽胸止血宁心气

郄，孔隙；门，出入的门户。郄门穴是手厥阴心包经的常用腧穴之一，手厥阴之郄穴，名意指心包经的体表经水由此回流体内经脉。本穴常用于治疗风湿性心脏病、心肌炎、癔症、消化道出血等病症。

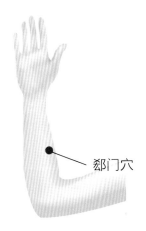

郄门穴

【定位】

位于前臂掌侧，当曲泽与大陵的连线上，腕横纹上5寸。

【主治】

心痛、心悸、胸痛、心烦、咯血、呕血、衄血、疔疮、癫疾。

【功效】

宁心理气、宽胸止血。

【日常保健】

» 按摩：

用拇指指腹按压郄门穴，注意按压时力度要稍重，每次5分钟，每日2次，能缓解心痛、心悸、失眠、神经衰弱。

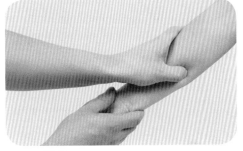

» 艾灸：

艾炷灸或温针灸3～5壮；艾条温灸5～10分钟。可缓解治疗心痛、心悸、胸痛等病症。

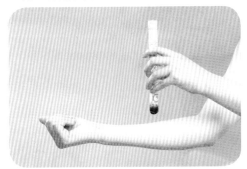

【配伍】

» 郄门+尺泽+肺俞

三穴配伍，有清营止血的作用，主治咯血。

» 郄门+神门+心俞

三穴配伍，有宁心安神的作用，主治心悸、心绞痛。

内关穴

理气止痛护心脏

内关穴属手厥阴心包经，为心包经之络穴，亦为八脉交会穴之一，与阴维脉相通。内意位内侧，与外相对，关意为关隘，因穴在前臂内侧要处，犹如关隘，故名。内关穴对胸部心脏部位的止痛效果较明显，经常刺激本穴，可以防治心绞痛、心肌炎、心律不齐等病症。

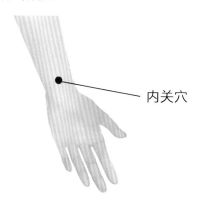

—— 内关穴

【定位】

位于前臂掌侧，当曲泽与大陵的连线上，腕横纹上2寸，掌长肌腱与桡侧腕屈肌腱之间。

【主治】

心绞痛、心肌炎、心律不齐、高血压病、高脂血症、胃炎、癔症等。

【功效】

宁心安神、理气止痛。

【日常保健】

» 按摩：

用拇指指腹揉按内关穴100～200次，力度适中，手法连贯，以局部有酸胀感为宜。每天坚持，能够缓解呕吐、晕车、心痛等病症。

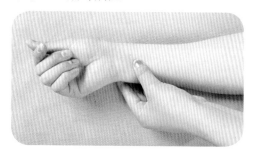

» 艾灸：

施灸时，手执艾条以点燃的一端对准内关穴，距离皮肤1.5～3厘米，以感到施灸处温热、舒适为度。具有理气止痛的功效，可治疗心痛、痛经等病症。

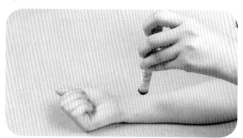

【配伍】

» 内关+足三里+中脘

足三里燥化脾湿，中脘和胃健脾、降逆利水。三穴配伍，有调理脾胃的作用，主治饮食不当引起的胃脘痛。

百会穴

醒脑开窍安神志

头为诸阳之会，百脉之宗，而百会穴则为各经脉气会聚之处。穴性属阳，又于阳中寓阴，故能通达阴阳脉络，连贯周身经穴，对于调节机体的阴阳平衡起着重要的作用。经常感觉头昏脑胀、健忘、四肢乏力等，这些都是高脂血症的前兆。经常刺激百会穴具有提神醒脑、疏通经络、缓解疲劳的功效，防治高血压病、高脂血症。

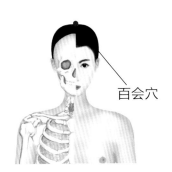

百会穴

【定位】

位于头部，当前发际正中直上 5 寸，或两耳尖连线中点处。

【主治】

头痛、眩晕、高血压、惊悸、健忘、尸厥、中风不语、癫狂、痫证、癔症、耳鸣、鼻塞、脱肛、痔疾、阴挺、泄泻。

【功效】

镇静安神、清头明目、醒脑开窍。

【日常保健】

» 按摩：

用拇指指腹或手掌按摩头顶中央的百会穴，每次按顺时针方向和逆时针方向各 50 圈，每日 2～3 次。坚持按摩，可提神醒脑，防止脱发、中风失语、头昏头痛、神经衰弱等。

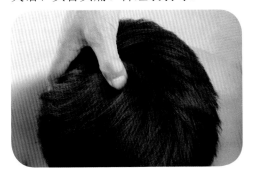

温灸：

艾条或艾罐温灸 5～10 分钟，可改善高脂血症引起的头昏头痛、失眠、阳气不足、神经衰弱等疾病。

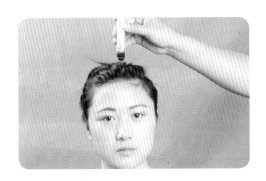

【配伍】

» 百会+丰隆+足三里

三穴配伍可以调节脏腑气机、降低血脂，改善身重乏力、头晕头痛的症状。

四神聪穴

镇静安神清头目

四神聪，原名"神聪"，位于头顶部，百会穴前后左右各开1寸处，共由4个穴位组成。就像四路大神各自镇守一方，故名"四神聪"。刺激该穴，可促进头部血液循环，增加大脑供血，有疏通血脉、降低血压、消除疲劳、安神助眠的功效。高脂血症患者经常刺激该穴，可有效降低血压，改善头痛、头晕等症状。

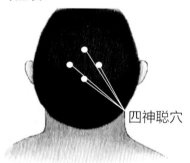

四神聪穴

【定位】

位于头顶部，当百会前后左右各1寸，共四穴。

【主治】

头痛、眩晕、失眠、健忘、癫狂、痫证、偏瘫、脑积水、大脑发育不全。

【功效】

镇静安神、清头明目、醒脑开窍。

【日常保健】

» 按摩：

取坐位，用双手的食指、中指同时点揉四神聪穴，每穴点揉2分钟，以局部有酸胀感为佳。经常点揉四神聪穴可改善高脂血症、失眠、眩晕、健忘等病症。

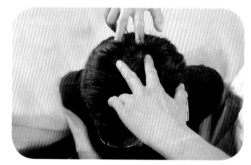

» 刮痧：

用刮痧板刮拭四神聪穴50次，力度轻柔，隔天1次，可有效改善高脂血症引起的头痛、眩晕、失眠、健忘等病症。

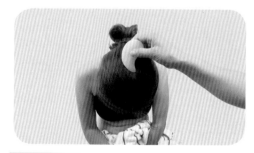

【配伍】

» 四神聪+神门+三阴交

三穴配伍有宁心安神的作用，可改善失眠等症。

头维穴

祛风泻火通血脉

头，穴所在部位，亦指穴内物质所调节的人体部位为头；维，维持、维系之意。该穴名意指本穴的气血物质有维持头部正常秩序的作用。头维穴为足阳明胃经在头角部的腧穴，是足阳明胃经与足少阳胆经、阳维脉之交会穴。刺激头维穴可以改善头部血液循环，有利于降压。

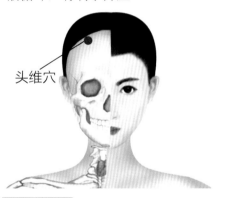

头维穴

【定位】

位于头侧部，当额角发际上0.5寸，头正中线旁4.5寸。

【主治】

头痛、目眩、口痛、流泪、眼睑眴动。

【功效】

祛风泻火、止痛明目。

【日常保健】

» 按摩：

用双手拇指按压头维穴，自下向上按摩1分钟，再自下向上按摩1分钟。然后用双侧掌根按压住两侧头维穴后缓缓揉动，可以治疗脸部痉挛、疼痛等面部疾病。

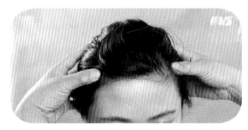

» 艾灸：

温针灸3～5壮，艾条灸5～10分钟。可治疗视物不明、偏头痛等症。

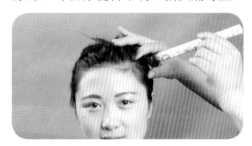

【配伍】

» 头维+合谷+风池

三穴配伍，有通络镇痛的作用，主治偏头痛、眼痛。

» 头维+太冲+后溪

三穴配伍，主治肝阳上亢型高血压引起的目眩。

神庭穴

安神醒脑清头风

神庭穴也被称之为智慧穴，主要管理的就是身体中的神经系统。刺激神庭穴有益于促进大脑的发育，提高智力，配伍头部其他穴位，更能缓解头部不适症状。

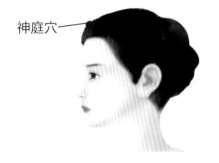

神庭穴

【定位】

位于头部，当前发际正中直上0.5寸。

【主治】

头痛、眩晕、目赤肿痛、泪出、目翳、雀目、鼻渊、鼻衄、癫狂、痫证、角弓反张。

【功效】

清头散风、镇静安神。

【日常保健】

» 按摩：

如果患者感觉到自己脑袋昏沉，或者是情绪波动比较大，那么每天用拇指或中指指腹按摩神庭穴50～100下。长期按摩，可防治高脂血症、记忆力减退、结膜炎、精神分裂症等病症。

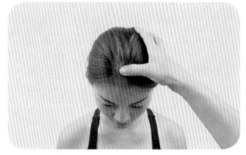

» 刮痧：

用刮痧板角部呈45°角刮拭神庭穴2～3分钟，可不出痧。隔天一次，可治疗高脂血症、癫痫、角弓反张、呕吐等病症。

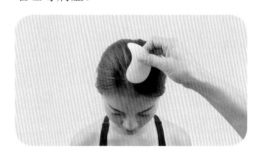

【配伍】

» 神庭+人中

两穴配伍，有清头明目、宁神醒脑的功效，防治头痛、脑卒中昏迷等。

印堂穴

清头明目通鼻窍

印堂穴是人体经外奇穴，《达摩秘功》中将此穴也列为"回春法"之一，可见其重要地位。印堂穴位于督脉之上，且督脉与任脉相通，而任督二脉对十二经脉起着维系与沟通作用。因此，印堂穴不但能治头部诸症，且能通调十二经脉之气，对全身均起着调整作用。经常刺激印堂穴可使高脂血症患者眩晕耳鸣、头痛脑胀症状减轻，还能降低血脂。

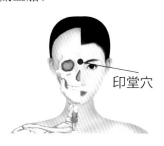

印堂穴

【定位】

位于人体前额部，当两眉头间连线与前正中线之交点处。

【主治】

头痛、眩晕、失眠、结膜炎、睑腺炎、鼻炎、额窦炎、鼻出血、面神经麻痹、三叉神经痛、子痫、高血压、小儿惊风等。

【功效】

清头明目、通鼻开窍。

【日常保健】

» 按摩：

取坐位或仰卧位，用拇指或中指指腹按住印堂穴，做上下推的动作，先向上推至发际 10～20 次后，再向下推至鼻梁 10～20 次。经常指推此穴可改善高脂血症所致的头痛、眩晕、烦躁等。

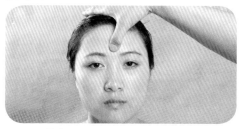

» 艾灸：

用艾条温和灸法。每日灸 1 次，每次灸 5～15 分钟，一般 10 天为一疗程。可有效缓解高脂血症、高血压、眩晕、耳鸣等症。

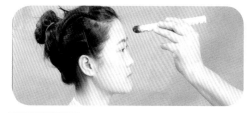

【配伍】

» 印堂+迎香+合谷

三穴配伍，有清热宣肺、通鼻明目的作用，主治鼻塞、鼻渊。

» 印堂+太阳+百合+太冲

四穴配伍，有安神定惊、醒脑开窍的作用，主治头痛、眩晕等症。

太阳穴

止痛醒脑振精神

太阳穴在中医经络学上被称为经外奇穴，《达摩秘方》中将按揉此穴列为"回春法"，刺激太阳穴可促使大脑血液循环加快，防治脑动脉硬化，起到振奋精神、止痛醒脑的作用，能够快速有效地缓解脑部疲劳、头昏脑胀，防治高脂血症，并且能保持注意力的集中。

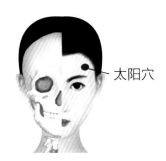

太阳穴

【定位】

位于颞部，当眉梢与目外眦之间，向后约1横指的凹陷处。

【主治】

偏正头痛、目赤肿痛、目眩、目涩、牙痛、三叉神经痛。

【功效】

清肝明目、通络止痛。

【日常保健】

» 按摩：

双手食指螺纹面分别按于两侧太阳穴，顺时针方向按揉2分钟，以局部有酸胀感为佳。如需要较大范围或力量较重的按揉，可以用两手的鱼际部代替食指。经常按揉此穴，有改善视力、头痛、头晕等。

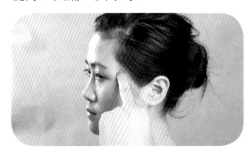

» 艾灸：

用艾条温和灸灸太阳穴，每日灸1次，每次灸3～5分钟，灸至皮肤产生红晕为止。可治疗头痛、头晕等病症。

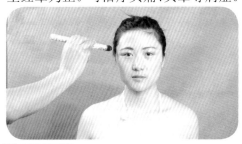

【配伍】

» 太阳+通里+风池

三穴配伍，有清肝明目、通经活络的作用，主治头晕目眩、眼花等症。

风池穴

平肝息风治头痛

风池最早见于《灵枢·热病》篇。风，风邪；池，池塘。穴在枕骨下，局部凹陷如池，乃祛风之要穴。经常刺激该穴可改善头部血液循环、脑供氧，能治疗眼部疾病、颈椎病、高脂血症和外感风寒、内外风邪引发的头痛。

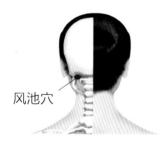

风池穴

【定位】

位于项部，当枕骨之下，与风府相平，胸锁乳突肌与斜方肌上端之间的凹陷处。

【主治】

头痛、眩晕、颈项强痛、目赤痛、目泪出、鼻渊、鼻衄、耳聋、气闭、中风、口眼㖞斜、疟疾、热病、感冒、瘿气。

【功效】

平肝息风、祛风解毒、通利官窍。

【日常保健】

» 按摩：

用双手拇指指腹揉捏风池穴半分钟左右，以有酸胀感为佳。经常揉捏可改善高血压所致的头晕、面部烘热、耳中鸣响、头痛发热、颈项强痛等。

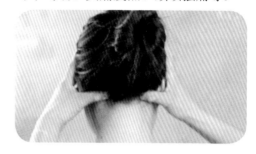

» 艾灸：

宜采用艾条温和灸。每日灸1次，每次灸5～10分钟。可有效缓解高血压、头痛、眩晕、颈项强痛、目赤痛等症。

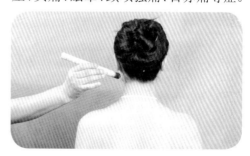

【配伍】

» 风池+睛明+太阳+太冲

睛明穴明目通络，太阳穴通络止痛，太冲穴疏肝养血。四穴配伍有明目止痛的功效，主治目赤肿痛。

风府穴

疏散风邪通官窍

风府穴属奇经八脉之督脉。"六淫"之中，以风邪为首，所谓风为百病之长。在人体当中很多地方容易遭受风的袭击，如风府、风池、风门、翳风等等，这些地方基本都是风邪的藏身之所，尤以风府为最，凡治疗和风有关的疾病，也是首选此穴。刺激该穴能疏散风邪，改善脑供血，防治头部不适。

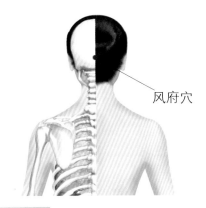

风府穴

【定位】

位于项部，当后发际正中直上1寸，枕外隆凸直下，两侧斜方肌之间凹陷处。

【主治】

癫狂、痫证、癔症、中风不语、悲恐惊悸、半身不遂、眩晕、颈项强痛、咽喉肿痛、目痛、鼻衄。

【功效】

散风息风、通关开窍。

【日常保健】

» 按摩：

用拇指点按风府穴，其余四指固定住头部，按摩时要稍微用力，能感觉到有股热流窜向前额。每天做三次，每次点按30～50次。可有效缓解头晕、头痛、高脂血症、高血压病、颈项强痛等病症。

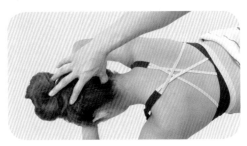

» 刮痧：

用刮痧板角部呈45°角刮拭风府穴1～2分钟，以皮肤有酸胀感为佳。可治疗颈项强痛、眩晕等症状。

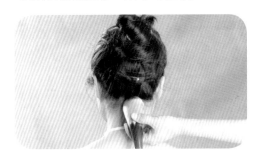

【配伍】

» 风府+二间+迎香

二间穴清热解表，迎香穴祛风通窍。三穴配伍有止血的功效，可以防治鼻出血。

翳风穴

聪耳通窍散内热

翳风穴是手少阳三焦经的常用腧穴之一，位于颈部，耳垂后方，为遮蔽风邪之所。在翳风穴深处，分布有耳大神经、面神经和迷走神经，其治疗作用较广。适当刺激本穴，可活络解痉，不仅可以治疗常见的头面部疾患，能使人神清气爽，还能治疗高脂血症。

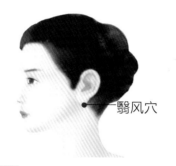

——翳风穴

【定位】

位于耳垂后方，当乳突与下颌角之间的凹陷处。

【主治】

耳鸣、耳聋、口眼㖞斜、牙关紧闭、颊肿、瘰疬。

【功效】

聪耳通窍、散内泄热。

【日常保健】

» 按摩：

用双手拇指或中指缓缓用力按压穴位，缓缓吐气，持续数秒，再慢慢地放手，每次按摩 10 ～ 15 分钟为宜。每天坚持按摩，可治疗口噤不开。

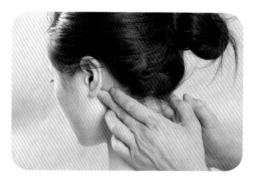

» 刮痧：

用刮痧板角部呈 45°角刮拭翳风穴 1 ～ 2 分钟，力度轻柔。高脂血症患者每天刮拭一次，可治疗头痛、头晕、目眩等症状。

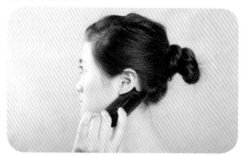

【配伍】

» 翳风+听宫+听会

听宫穴聪耳开窍，听会穴升清聪耳。三穴配伍有通窍复聪的功效，主治耳鸣、耳聋。

天柱穴

提神醒脑疏风邪

天，指上部，人体头部；柱，楹意，指支柱，喻人体之颈项。该穴位于项部斜方肌起始部，天柱骨（颈椎骨）上端，支撑头颅，意示擎天之柱而名。该穴道是治疗头部、颈部、脊椎以及神经类疾病的首选穴之一。经常刺激该穴可缓解头部疾患、促进头部血液循环、改善血压。

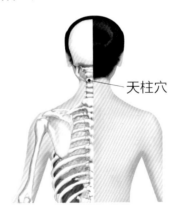

天柱穴

【定位】

位于项部大筋（斜方肌）外缘之后发际凹陷中，约当后发际正中旁开1.3寸。

【主治】

头痛、项强、鼻塞、癫狂痫、肩背病、热病。

【功效】

疏风解表、利鼻止痛。

【日常保健】

» 按摩：

用双手拇指指腹按揉天柱穴 100 ～ 200 次，每天坚持，可缓解治疗后头痛等。

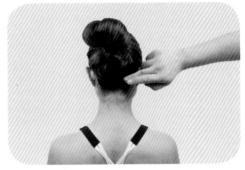

» 艾灸：

艾炷灸或温针灸 2 ～ 3 壮；艾条灸 5 ～ 10 分钟。每天一次，可治疗鼻塞、肩背痛等疾病。

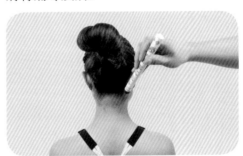

【配伍】

» 天柱+列缺+后溪

三穴配伍，有舒筋通络的作用，主治高血压、头痛、项强。

» 天柱+合谷+太阳

三穴配伍，有清热明目的作用，主治血压骤升引发的目赤肿痛、头晕耳鸣。

曲池穴

疏风清热降脂降压

曲，隐秘，不太察觉之意；池，水的围合之处、汇合之所。为大肠经之合穴，名意指本穴的气血物质为地部之上的湿浊之气。曲池穴对人体的消化系统、血液循环系统、内分泌系统等均有明显的调整作用。经常刺激本穴对血管舒缩功能有调节作用，轻刺激可引起血管收缩，重刺激多引起血管扩张。曲池穴是降脂降压的好穴位。

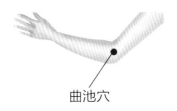

曲池穴

【定位】

位于肘横纹外侧端，屈肘，当尺泽与肱骨外上髁连线中点。

【主治】

脑血管病后遗症、肺炎、扁桃体炎、咽喉炎、牙痛、睑腺炎、乳腺炎、甲状腺肿大、过敏性疾病等。

【功效】

解表热、清热毒。

【日常保健】

» 按摩：

用拇指掐按曲池穴30～50下，力度适中，以皮肤有酸胀感为佳。可防治高脂血症、高血压、肩臂肘疼痛。

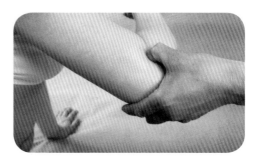

» 艾灸：

宜采用温和灸，每日灸1次，每次灸3～7分钟，灸至皮肤产生红晕为止。可有效缓解肩周炎、肘关节炎、高血压病、皮肤病、流行性感冒等病症。

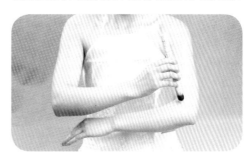

【配伍】

» 曲池+合谷+外关

合谷穴通经活络，外关穴祛火通络。三穴配伍有通经祛火、清热解毒的功效，主治感冒发热、咽喉炎、扁桃体炎、目赤。

列缺穴

·─❸ 治头痛项强要穴

列，分解，裂开；缺，缺口。此穴属于手太阴肺经之络穴，亦是八脉交会穴（通于任脉），有宣肺解表、通经活络、通调任脉的作用。该穴既可治疗外感风邪之头痛项强，又可治疗经气阻滞，气血运行不畅的头痛、项强，缓解高血压病及其引起的不适。

列缺穴

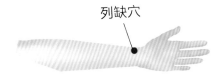

【定位】

位于前臂桡侧缘，桡骨茎突上方，腕横纹上1.5寸，当肱桡肌与拇长展肌腱之间。

【主治】

伤风、头痛、项强、咳嗽、气喘、咽喉肿痛、口眼㖞斜、齿痛。

【功效】

宣肺解表、通经活络、通调任脉。

【日常保健】

» 按摩：

每天坚持用拇指指腹揉按列缺穴，每次1～3分钟，长期坚持，对于缓解三叉神经痛、健忘、惊悸、高血压病等病症，可以起到显著的保健调理效果。

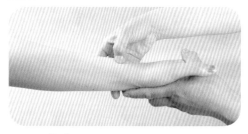

» 艾灸：

宜采用温和灸。每日灸1次，每次灸5～10分钟，灸至皮肤产生红晕为止。可有效缓解惊悸、高血压病等病症。

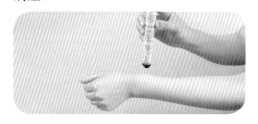

【配伍】

» 列缺+合谷+地仓+颊车

四穴配伍，能够治疗面神经炎、头目胀痛、高血压病。

» 列缺+太阳+头维

三穴配伍，对治疗高血压病引发的偏头痛、头痛有很好的疗效。

通里穴

清热安神调心脉

通，通道；里，内部。该穴名意指心经的地部经水由本穴的地部通道从地之天部流入地之地部。属手少阴心经，是心经络穴，与小肠相络。心开窍于舌，小肠经上走喉嗌，故通里既治心经的心痛、心悸、癔症，又治舌强术语和暴暗，通过络小肠经上头治头晕目眩。

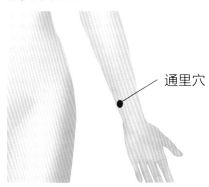

通里穴

【定位】

位于前臂掌侧，当尺侧腕屈肌腱的桡侧缘，腕横纹上1寸。

【主治】

心悸、怔忡、暴暗、舌强不语、腕臂痛。

【功效】

清热安神、通经活络。

【日常保健】

» 按摩：

用拇指指端和其余四指相对，捏拿患者左右侧通里穴各36次为一遍，一般捏拿3～5遍，具有心舒神安的功效，能防治前臂麻木、心悸。

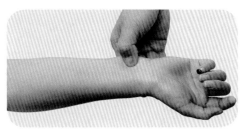

» 艾灸：

将点燃的艾条对准通里穴，距离皮肤1.5～3厘米，以感到施灸处温热、舒适为度。每日灸1次，每次灸5～10分钟，灸至皮肤产生红晕为止。可有效缓解高脂血症、发热恶寒、头痛等病症。

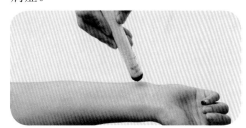

【配伍】

» 通里+太阳+风池

太阳穴清肝明目，风池穴平肝息风。三穴配伍具有清理头目的功效，主治头痛目眩、眼花。

丰隆穴

祛痰除湿降血脂

丰隆穴属足阳明胃经，为胃经之络穴。高脂血症是由脂肪代谢或运转失常所致，如高胆固醇症、高三酰甘油血症等。丰隆穴有疏通脾、胃表里二经的气血阻滞，促进水液代谢的作用，降痰浊、化瘀血、泄热通腑，故可治疗由于痰浊瘀阻经络而致的高脂血症。临床观察，随着血脂日趋正常，形体肥胖、善忘语迟、思维迟钝、痴呆嗜睡、头胀眩晕等症状也随之好转或消除。

丰隆穴

【定位】

位于小腿前外侧，当外踝尖上8寸，条口外,距胫骨前缘二横指（中指）。

【主治】

头痛、眩晕、痰多咳嗽、呕吐、便秘、水肿、癫狂痛、下肢痿痹。

【功效】

健脾化痰、和胃降逆、开窍。

【日常保健】

» 按摩：

用拇指指腹点按丰隆穴3～5分钟，力度适中，手法连贯，至局部有酸胀感即可。长期按摩，可改善高脂血症、胸闷，眩晕等症。

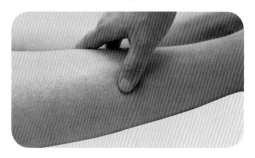

» 艾灸：

宜采用温和灸。每日灸1次，每次灸15分钟，灸至皮肤产生红晕为止。具有化痰湿、清神志的功效。可治疗高脂血症。

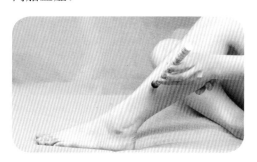

【配伍】

» 丰隆+肺俞+尺泽

肺俞调补肺气、祛风止痛，尺泽清肺热、平咳喘。三穴配伍，有祛湿化痰的作用，主治咳嗽、哮喘。

三阴交穴

行气活血通经络

三阴，足三阴经；交，交会。属足太阴脾经，该穴名意指足部的三条阴经中气血物质在本穴交会。三阴交穴具有疏肝利胆、强健腰膝、舒筋活络的作用，能够通利湿邪强健腰膝骨节，尤其对妇科病症有良好的治疗效果，还能改善循环系统的疾病，对高血压、高脂血症有很好的疗效。

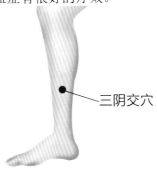

三阴交穴

【定位】

位于小腿内侧，当足内踝尖上3寸，胫骨内侧缘后方。

【主治】

肠鸣腹胀、泄泻、月经不调、带下、阴挺、不孕、滞产、遗精、阳痿、遗尿、疝气、心悸、失眠、高血压病、高脂血症、下肢痿痹、脚气。

【功效】

健脾和胃、调补肝肾、行气活血、疏经通络。

【日常保健】

» 按摩：

常用拇指指腹顺时针按揉三阴交穴2分钟，然后逆时针按揉2分钟，力度适中，手法连贯，按揉至局部有胀麻感为宜。每天坚持，能够治疗月经不调、腹痛、泄泻等病症。

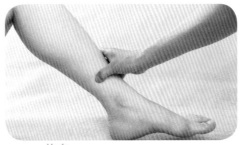

» 艾灸：

艾炷灸或温针灸2～3壮；艾条灸5～10分钟。长期坚持可调经及防治妇科病症，强壮身体。此外临睡前灸还有助眠的作用。

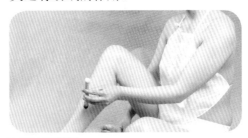

【配伍】

» 三阴交+中脘+内关+足三里

中脘和胃健脾、降逆利水，内关理气止痛，足三里生发胃气、燥化脾湿。四穴配伍有活血化瘀的功效，主治血栓闭塞型脉管炎。

地机穴

健脾调经调血脂

地，脾土；机，机巧、巧妙。该穴名意指本穴的脾土微粒随地部经水运化到人体各部，运化过程十分巧妙。地机穴属足太阴脾经，本穴出现压痛，多提示有胰腺病患，不良饮食习惯、缺乏锻炼、精神紧张等，是导致血脂、血糖升高的常见因素。刺激地机穴能使得血中胆固醇含量大大降低，控制血脂糖平衡，对改善高血脂有良好的效果。

地机穴

【定位】

位于小腿内侧，当内踝尖与阴陵泉的连线上，阴陵泉下3寸。

【主治】

腹痛、泄泻、小便不利、水肿、月经不调、痛经、遗精。

【功效】

健脾渗湿、调经止带、调燮胞宫。

【日常保健】

» 按摩：

用拇指指腹按揉地机穴100～200次，每天坚持，能调节血脂，并可治疗泄泻、腹痛等病症。

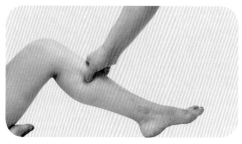

» 艾灸：

宜用温和灸。施灸时，手执艾条以点燃的一端对准地机穴，距离皮肤1.5～3厘米，以感到施灸处温热、舒适为度。具有调补气血、疏通经络的功效，可降血脂。

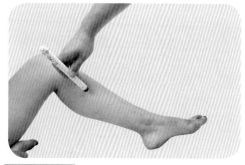

【配伍】

» 地机+血海

血海健脾化湿、调经通血。两穴配伍，有调经通血的作用，主治疗月经不调。

悬钟穴

❸ 行气活血清髓热

悬，吊挂，指空中；钟，古指编钟，为一种乐器，其声浑厚响亮。该穴名意指胆经上部经脉的下行经水在此飞落而下。属于足少阳胆经，该穴和骨、髓都关系密切，专管人体骨髓的汇集，有较强的疏通经络、行气活血的功能，善于调节人体微循环，堪称人体天生的降脂、降压大药。

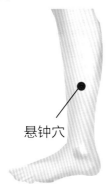

悬钟穴

【定位】

位于小腿外侧，当外踝尖上 3 寸，腓骨前缘。

【主治】

坐骨神经痛、脑血管病、高脂血症、高血压病、颈椎病、小儿舞蹈病等。

【功效】

泄胆火、清髓热、舒筋脉。

【日常保健】

» 按摩：

用拇指指腹或指节向下按压悬钟穴，并作圈状按摩。也可以弯曲手指，以指关节轻轻敲打。施力时方向应略偏向腓骨的后方。长期坚持，可有效缓解高血压病、高脂血症、头痛、头晕、腰痛、坐骨神经痛等病症。

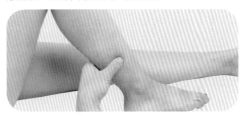

» 艾灸：

宜采用温和灸。每日灸 1 次，每次灸 10 ~ 15 分钟，灸至皮肤产生红晕为止。可有效缓解坐骨神经痛、脑血管病、高脂血症、高血压病、颈椎病等病症。

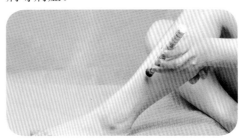

【配伍】

» 悬钟+风池+后溪

风池平肝息风、通利关窍，后溪舒经活络。三穴配伍，有通经活络的作用，主治高脂血症兼颈项强痛。

涌泉穴

●——养生防病万金油

涌泉穴为肾经经脉的第一穴，为肾经井穴。它联通肾经的体内体表经脉，肾经体内经脉中的高温高压的水液由此外涌而出体表，故名。经常刺激本穴对各类亚健康的缓解有很大帮助，缓解高脂血症引起的并发症。

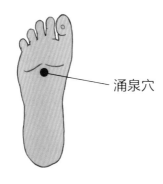

涌泉穴

【定位】

位于足底部，卷足时足前部凹陷处，约当第2、3趾趾缝纹头端与足跟连线的前1/3与后2/3交点上。

【主治】

休克、高血压病、高脂血症、失眠、癔症、癫痫、小儿惊风、神经性头痛、遗尿、尿潴留。

【功效】

滋肾益阴、平肝息风。

【日常保健】

» 按摩：

用大拇指从足跟向足尖方向搓涌泉穴约1分钟，然后按揉约1分钟。搓涌泉穴具有使肾阴和肾阳旺盛的作用，从而抑制高血压引起的阳气上亢。

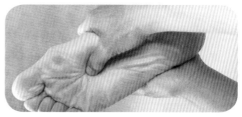

» 艾灸：

手执艾条以点燃的一端对准涌泉穴，距离皮肤1.5～3厘米施灸，以感到施灸处温热、舒适为度。每日灸1次，每次灸10分钟左右，灸至皮肤产生红晕为止。可改善高脂血症兼头顶痛、喉痹、腹胀等病症。

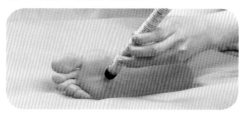

【配伍】

» 涌泉+四神聪+神门

四神聪提神醒脑，神门宁心安神。三穴配伍，具有清利头目的作用，主治因高脂血症引起的头晕、失眠等不适症状。

第五章

感受中医的神奇——
全面调理心脑血管病症

头痛

病因病机

头痛病是指由于外感与内伤，致使脉络拘急或失养，清窍不利所引起的以头部疼痛为主要临床特征的疾病。头痛既是一种常见病证，也是一个常见症状，可以发生于多种急慢性疾病过程中，有时亦是某些相关疾病加重或恶化的先兆。

患者自觉头部包括前额、额颞、顶枕等部位疼痛，为本病的证候特征。按部位中医有在太阳、阳明、少阳，或在太阴、厥阴、少阴，或痛及全头的不同，但以偏头痛者居多；按头痛的性质有掣痛、跳痛、灼痛、胀痛、重痛、头痛如裂或空痛、隐痛、昏痛等；按头痛发病方式，有突然发作，有缓慢而病。疼痛时间有持续疼痛，痛无休止，有痛势绵绵，时作时止。根据病因，还有相应的伴发症状。

头痛的治疗"须分内外虚实"（《医碥·头痛》），外感所致属实，治疗当以祛邪活络为主，视其邪气性质之不同，分别采用祛风、散寒、化湿、清热等法，外感以风为主，故强调风药的使用。内伤所致多虚，治疗以补虚为要，视其所虚，分别采用益气升清、滋阴养血、益肾填精，若因风阳上亢则治以息风潜阳，因痰瘀阻络又当化痰活血为法。虚实夹杂，扶正祛邪并举。

常用验方

1.天麻钩藤饮

天麻、钩藤、黄芩、栀子、牛膝各10克，石决明30克，杜仲、桑寄生、夜交藤各20克，伏神15克。每日1剂，水煎服，分2次服。本方重在平肝潜阳息风，对肝阳上亢，甚至肝风内动所致的头痛证均可获效。

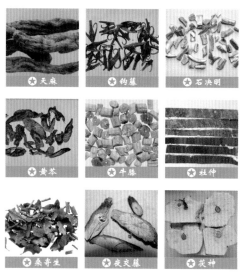

★天麻　★钩藤　★石决明
★黄芩　★牛膝　★杜仲
★桑寄生　★夜交藤　★茯神

2.大补元煎

熟地黄、山茱萸、山药各15克，枸杞子、人参、当归各10克，杜仲20克。每日1剂，水煎服，分2次服。适用于肾阴虚型头痛。

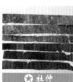

★熟地黄　★杜仲　★当归

3.八珍汤

人参、白术、白茯苓、当归、川芎、白芍、熟地黄、炙甘草各 30 克。或作汤剂,加生姜 3 片,大枣 5 枚,水煎服,用量根据病情酌定。适用于气血虚证型头痛。

5.通窍活血汤

桃仁、红花各 9 克,红枣 5 克,赤芍、川芎、老葱各 3 克,麝香 0.15 克,黄酒 250 毫升。水煎去渣,麝香研末冲服。本方具有活血通窍之功。适用于瘀血证型头痛。

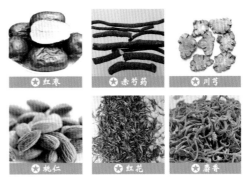

★红枣　★赤芍药　★川芎

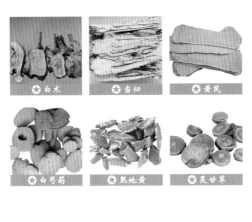

★白术　★当归　★黄芪

★白芍药　★熟地黄　★炙甘草

★桃仁　★红花　★麝香

4.半夏白术天麻汤

半夏 9 克,白术 15 克,天麻、茯苓、橘红各 6 克,甘草 3 克。加生姜 1 片,大枣 2 枚,水煎服。本方具有健脾化痰、降逆止呕、平肝息风之功。适用于痰浊证型头痛。

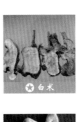
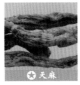
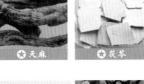

★白术　★天麻　★茯苓

★半夏　★橘红　★甘草

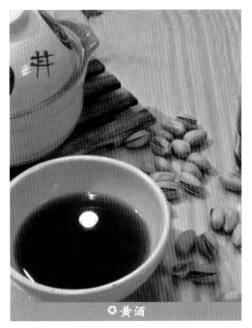

★黄酒

按摩疗法

按揉头维穴

【定位】位于头侧部，当额角发际上 0.5 寸，头正中线旁 4.5 寸。

【按摩】用双手拇指指腹按压头维穴，自下向上按摩 1 分钟，再自下向上按摩 1 分钟。然后用双侧掌根按压住两侧头维穴后缓缓揉动 20 次。

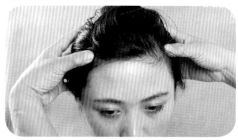

推按印堂穴

【定位】位于前额部，当两眉头间连线与前正中线之交点处。

【按摩】用拇指或中指指腹按住印堂穴，做上下推的动作，先向上推至发际 10～20 次后，再向下推至鼻梁 10～20 次。

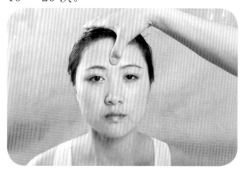

揉掐列缺穴

【定位】位于前臂桡侧缘，桡骨茎突上方，腕横纹上 1.5 寸处。

【按摩】用拇指指腹轻揉列缺穴 30 秒，然后用拇指和食指掐按 1 分钟，以局部出现酸、麻、胀感觉为佳。

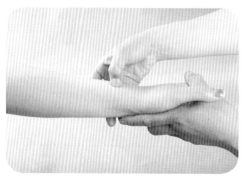

揉按阳陵泉穴

【定位】位于小腿外侧，当腓骨头前下方凹陷处。

【按摩】用拇指指腹按顺时针方向按揉阳陵泉穴约 2 分钟，然后按逆时针方向按揉约 2 分钟，以局部出现酸、麻、胀感觉为佳。

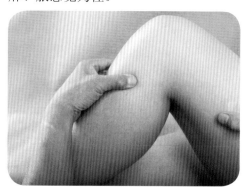

专家解析

头维、印堂可安神定惊，列缺可通经活络，配合阳陵泉清脾理热。四穴合用可有效缓解头痛。

艾灸疗法

灸太阳穴

【定位】位于颞部，当眉梢与目外眦之间，向后约1横指的凹陷处。

【艾灸】用温和灸灸太阳穴，每日灸1次，每次灸3～5分钟，灸至皮肤产生红晕为止。

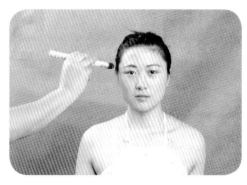

灸率谷穴

【定位】位于头部，当耳尖直上入发际1.5寸，角孙穴直上方。

【艾灸】宜采用雀啄灸。每日灸1次，每次灸5～10分钟。

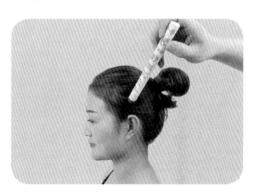

灸风池穴

【定位】位于项部，在枕骨之下，与风府穴相平，胸锁乳突肌与斜方肌上端之间的凹陷处。

【艾灸】宜采用温和灸法。手执艾条以点燃的一端对准风池穴，距离皮肤1.5～3厘米，以感到施灸处温热、舒适为度。每日灸1次，每次灸5～15分钟。

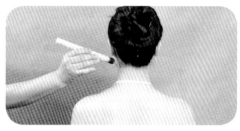

灸天柱穴

【定位】位于项部大筋（斜方肌）外缘之后发际凹陷中，约当后发际正中旁开1.3寸。

【艾灸】宜采用温和灸法。手执艾条以点燃的一端对准天柱穴，距离皮肤1.5～3厘米，以感到施灸处温热、舒适为度。每日灸1次，每次灸5～15分钟。

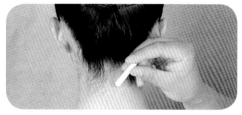

专家解析

太阳、率谷、风池通经活络、平肝止痛，与天柱搭配艾灸可通络止痛，能有效治疗各种原因引起的头痛。

刮痧疗法

刮拭百会穴

【定位】位于头部，当前发际正中直上5寸，或两耳尖连线的中点处。

【刮拭】以单角刮法刮拭头部百会穴，当有酸胀感时停5～10秒后提起，反复10余次。

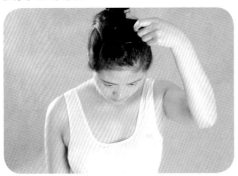

刮拭合谷穴

【定位】位于第1、第2掌骨间，当第2掌骨桡侧的中点处。

【刮拭】用角刮法刮拭合谷穴50～100次，力度适中，以出痧为度。

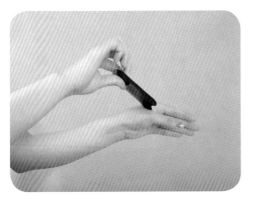

刮拭太阳穴

【定位】位于耳郭前面，前额两侧，外眼角延长线的上方，由眉梢到耳朵之间大约1/3的地方，用手触摸最凹陷处就是太阳穴。

【刮拭】用角刮法刮拭太阳穴1～3分钟，力度适中，可不出痧。

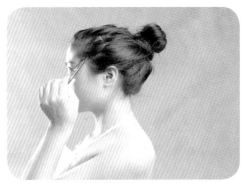

刮拭四神聪穴

【定位】位于头顶部，当百会前后左右各1寸，共四穴。

【刮拭】用角刮法刮拭四神聪穴50次，力度轻柔，以出痧为度。

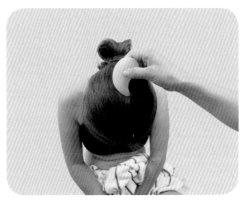

专家解析

　　百会、太阳都是治疗头昏的要穴，合谷和四神聪可以改善脑部血液循环。四穴合用可有效缓解各种头痛。

拔罐疗法

拔罐太阳穴

【定位】位于耳郭前面，前额两侧，外眼角延长线的上方，由眉梢到耳朵之间大约1/3的地方，用手触摸最凹陷处就是太阳穴。

【拔罐】用拔罐器将气罐吸拔在太阳穴上，留罐5分钟。

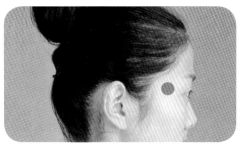

拔罐大椎穴

【定位】位于颈部下端，背部正中线上，第7颈椎棘突下凹陷中。

【拔罐】将罐吸拔在大椎穴上，留罐10分钟左右，拔至皮肤潮红为止。

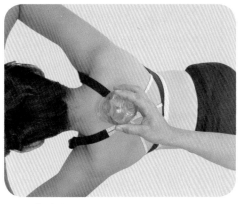

拔罐风门穴

【定位】位于背部第二胸椎棘突下，旁开1.5寸。

【拔罐】将罐吸拔在风门穴上，留罐20分钟左右，拔至皮肤潮红为止。

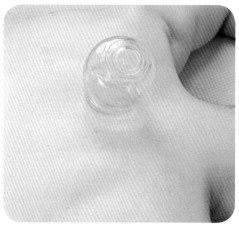

拔罐外关穴

【定位】位于前臂背侧，当阳池与肘尖的连线上，腕背横纹上2寸，尺骨与桡骨之间。

【拔罐】将罐吸拔在外关穴上，留罐15分钟左右，拔至皮肤潮红为止。

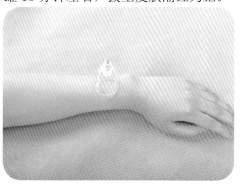

专家解析

太阳是治疗头晕的要穴，外关可以通经活络，风门可以宣肺解表，此三穴配合大椎拔罐，可以有效治疗头痛。

高血压和高血压性心脏病

病因病机

高血压病有原发性高血压和继发性高血压两种。原发性高血压是以动脉压升高为主要表现的疾病，多见于中年及老年人。诊断高血压的标准是：收缩压在140毫米汞柱或以上，和或舒张压在90毫米汞柱或以上。近半数患者可无临床症状，部分患者可有头痛、头晕、耳鸣、眼花、健忘、烦躁、心悸、肢麻等症状。后期可出现心、脑、肾等损害，并出现相应的症状。高血压出现心脏损害者，称高血压性心脏病。

高血压病多由长期精神刺激，引起中枢神经活动失调所致，并与吸烟、肥胖、血脂升高、家族病史等相关。

本病在中医学中属"眩晕""头痛"等，其病机为肝阳上亢，或气血不足，或肾精不足，或痰浊中阻，或肝郁化火等。

常用验方

1.清降汤

桑白皮、地骨皮各30克。水煎3次，将3次煎液混合。每日1剂，分别于上午8时服第1次，下午3时服第2次，晚上8时服第3次。20天为1疗程，可连续服用。用于肝阳上亢或痰火上扰型高血压病，症见头痛、眩晕、烦躁、口渴、心悸、胸闷、肢麻、舌红苔黄腻、脉弱数者。

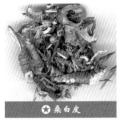
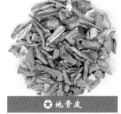

★桑白皮　★地骨皮

2.磁石五草汤

磁石30～60克（先煎），豨莶草、车前草、小蓟草、益母草、夏枯草各20～30克，玄参10克。水煎服。每日1剂，日服2次。用于肝火亢盛，阴虚阳亢，乃更年期的高血压。

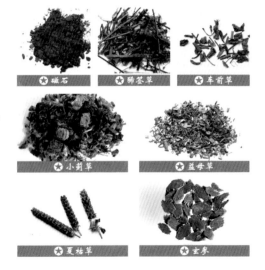

★磁石　★豨莶草　★车前草
★小蓟草　★益母草
★夏枯草　★玄参

3.芩仲降压汤

黄芩、杜仲、生地黄各15克，山茱萸、生石决明（先煎）、钩藤（后下）、甘菊花、茯苓、茯神、柏子仁各10克，川牛膝12克，牡丹皮8克。先把药用水浸泡 30 分钟，再放火上煎 20 分钟，下钩藤，再煎 10 分钟。每剂煎 2 次，将 2 次煎出的药液混合。每日 1 剂，分 2 次服用。用于阴虚阳亢型高血压病，症见头晕目眩、心烦急躁、甚则耳鸣震颤、舌质稍红、脉弦微数。

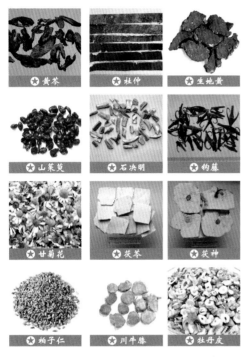

★ 黄芩　★ 杜仲　★ 生地黄
★ 山茱萸　★ 石决明　★ 钩藤
★ 甘菊花　★ 茯苓　★ 茯神
★ 柏子仁　★ 川牛膝　★ 牡丹皮

4.益气养肝汤

生黄芪 20 克，川芎、橘红、石菖蒲各 10 克，半夏、茯苓、山楂、夏枯草各 15 克，郁金、地龙、钩藤、菊花各 12 克。水煎服。每日 1 剂，日服 2～3 次。用于气虚痰阻型高血压病，症见眩晕或兼头重、胸部痞闷或憋痛、或兼恶心、食少、多寐或有肢麻、舌较暗淡、苔白或白腻，脉多弦细滑或弦滑无力。

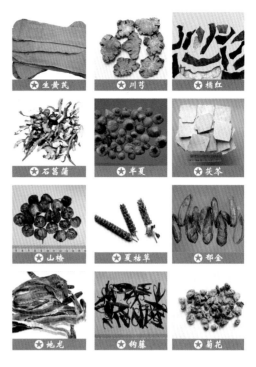

★ 生黄芪　★ 川芎　★ 橘红
★ 石菖蒲　★ 半夏　★ 茯苓
★ 山楂　★ 夏枯草　★ 郁金
★ 地龙　★ 钩藤　★ 菊花

5.半夏白术天麻汤

半夏、白术、天麻各 10 克，茯苓 15 克，陈皮 5 克，生姜 3 克。每日 1 剂，水煎，分 2 次服。用于痰浊中阻型高血压病。

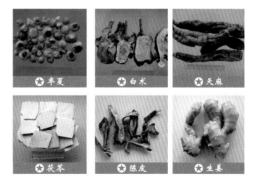

★ 半夏　★ 白术　★ 天麻
★ 茯苓　★ 陈皮　★ 生姜

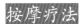

按摩疗法

按揉太阳穴

【定位】位于耳郭前面，前额两侧，外眼角延长线的上方，由眉梢到耳朵之间大约 1/3 的地方，用手触摸最凹陷处就是太阳穴。

【按摩】两手中指同时用力，按顺时针方向按揉太阳穴约 2 分钟，然后按逆时针方向按揉约 2 分钟，以局部出现酸、麻、胀感觉为佳。

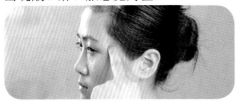

揉捏风池穴

【定位】位于项部，当后头骨下，两条大筋外缘凹陷中。

【按摩】用双手拇指指腹或食指、中指两指并拢，用力环行揉按风池穴，同时头部尽力向后仰，以局部出现酸、沉、重、胀感为宜。每次按揉 10 分钟。

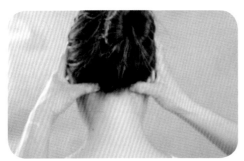

按揉百会穴

【定位】位于头部，头顶正中心。

【按摩】用拇指按压百会穴约 30 秒，按顺时针方向按揉约 1 分钟，然后按逆时针方向按揉约 1 分钟，以局部出现酸、麻、胀感向头部四周放射为佳。

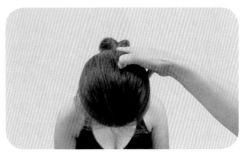

搓揉涌泉穴

【定位】位于足底部，卷足时足前部凹陷处，约当第 2、3 趾趾缝纹头端与足跟连线的前 1/3 与后 2/3 交点上。

【按摩】用拇指从足跟通过涌泉穴搓向足尖约 1 分钟，然后按揉约 1 分钟，左右脚交替进行，以局部出现酸、麻、胀感为佳。

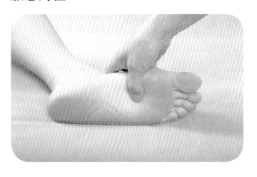

专家解析

风池可平肝息风，涌泉可以滋阴益肾，百会可以缓解疲劳，配合太阳按摩，可以辅助治疗高血压病。

艾灸疗法

灸太冲穴

【定位】位于足背侧，第1、2趾跖骨连接部位中。

【艾灸】采用温和灸法。每日施灸1～2次，灸3～5壮，10天1疗程。

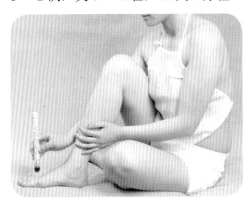

灸涌泉穴

【定位】位于足底部，卷足时足前部凹陷处，约当第2、3趾趾缝纹头端与足跟连线的前1/3与后2/3交点上。

【艾灸】采用温和灸法。每日施灸1～2次，灸3～5壮，10天1疗程。

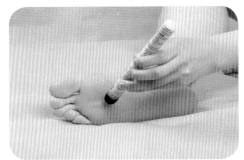

灸足三里穴

【定位】位于外膝眼下3寸，距胫骨前嵴1横指，当胫骨前肌上。

【艾灸】采用温和灸法。每日施灸1～2次，灸3～5壮，10天1疗程。

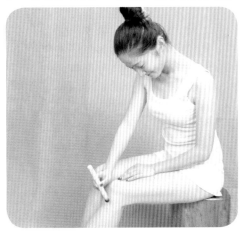

灸神阙穴

【定位】位于腹中部，脐中央。

【艾灸】采用温和灸法。每日施灸1～2次，灸3～5壮，10天1疗程。

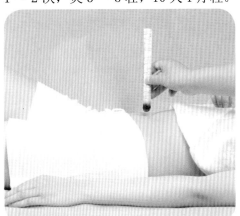

专家解析

涌泉可以滋阴益肾，足三里是六腑之病皆可用，神阙具有回阳救逆的作用，配合太冲艾灸，可以治疗各种类型高血压。

拔罐疗法

拔罐肺俞穴

【定位】位于背部，当第3胸椎棘突下，旁开1.5寸。

【拔罐】将罐吸拔在肺俞穴上，一般留罐3～5分钟，每日1次，7次为1疗程。

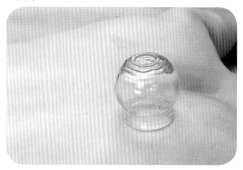

拔罐脾俞穴

【定位】位于背部，当第11胸椎棘突下，旁开1.5寸。

【拔罐】把罐吸拔在脾俞穴上，一般留罐3～5分钟，每日1次，7次为1疗程。

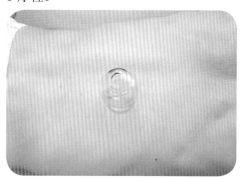

拔罐丰隆穴

【定位】位于小腿前外侧，外踝尖上8寸，条口穴外，距胫骨前缘2横指（中指）。

【拔罐】将罐吸拔在丰隆上，一般留罐3～5分钟，每日1次，7次为1疗程。

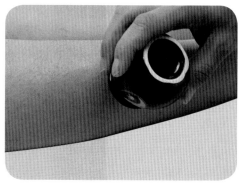

拔罐足三里穴

【定位】位于外膝眼下3寸，距胫骨前嵴1横指，当胫骨前肌上。

【拔罐】把罐吸拔在穴位上，一般留罐3～5分钟，每日1次，7次为1疗程。

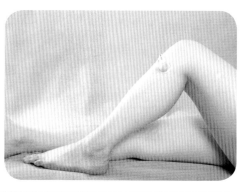

专家解析

　　肺俞可清热解表，脾俞可利湿升清，六腑之病皆可用足三里，此三穴配合丰隆，可有效缓解高血压引起的不适症状。

刮痧疗法

刮拭印堂穴

【定位】位于前额部，当两眉头间连线与前正中线之交点处。

【刮拭】用角刮法刮拭印堂穴1～3分钟，力度适中，可不出痧。

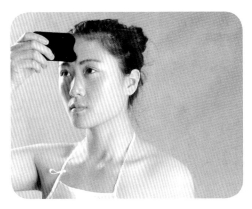

刮拭太阳穴

【定位】位于耳郭前面，前额两侧，外眼角延长线的上方，由眉梢到耳朵之间大约1/3的地方，用手触摸最凹陷处就是太阳穴。

【刮拭】用角刮法刮拭太阳穴1～3分钟，力度适中，可不出痧。

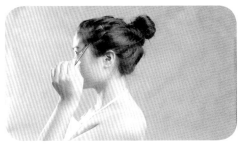

刮拭人迎穴

【定位】位于颈部，喉结旁，当胸锁乳突肌的前缘，颈总动脉搏动处。

【刮拭】用面刮法刮拭人迎穴1～3分钟，力度适中，以潮红出痧为度。

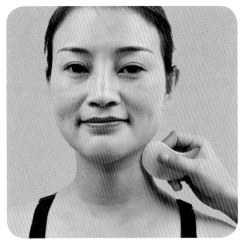

刮拭内关穴

【定位】位于前臂掌侧，当曲泽与大陵的连线上，腕横纹上2寸，掌长肌肌腱与桡侧腕屈肌肌腱之间。

【刮拭】以面刮法刮拭上肢腕部内关穴，以出痧为度。

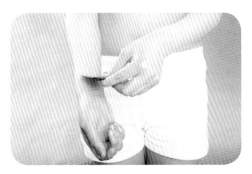

专家解析

印堂可以调节十二经络之气，内关可缓解心脏病引起的高血压，配合人迎和太阳可缓解高血压引起的头痛、头晕不适。

心律失常

病因病机

正常心律起源于窦房结，频率每分钟 60～100 次，窦房结冲动经房室传导系统顺序激动心房和心室，传导时间恒定，冲动经束支和其分支以及浦野氏纤维到达心室肌的传导时间也恒定。心律失常指心律起源部位、心搏频率、节律以及冲动传导等任一项出现异常。导致心律失常的原因较为复杂，常见于冠心病、风心病、心肌病、高心病、肺心病等以及电解质紊乱、内分泌失常、麻醉、低温、胸腔和心脏手术、药物作用和中枢神经系统疾病等，还有部分原因不明。心律失常的临床表现多样，有的无任何自觉症状，只是心电检查异常；有些患者仅有轻度不适，如偶感心悸等；而有些病情较重，发作时患者有头昏、眼花、晕厥，甚至死亡。中医属"惊悸""怔忡""眩晕""厥证"等范畴。其基本病机，或因痰浊、瘀血、气滞等使气机逆乱致心神不安，或因气、血、阴、阳之虚损使心失养所致。

常用验方

1.气阴两虚型

方 1：人参 3 克（另炖），麦冬 12 克，五味子 6 克。水煎服，每日 1 剂。

方 2：西洋参 10 克。水煎服，每日 1 剂。

☆人参　☆麦冬　☆五味子

2.心阴不足型

方 1：胡麻仁 30 克，茯苓 6 克，人参 6 克另炖，云母粉 6 克冲服。水煎服，每日 1 剂。

方 2：麦冬 15 克。水煎服，每日 1 剂。

☆人参　☆麦冬　☆茯苓

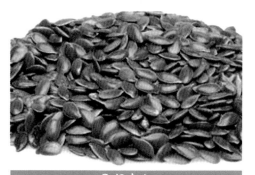

☆胡麻仁

3.心血亏虚型

方1：党参、酸枣仁、茯神各 15 克，黄芪 30 克，炒白术、当归、炙远志、木香各 10 克，炙甘草 5 克，大枣 10 枚。水煎服，每日 1 剂。

方 2：当归 10 克。水煎服，每日 1 剂。

4.心阳不振型

方1：人参、熟附子各 10 克，龙骨、牡蛎各 15 克。水煎服，1 日 1 剂。

方 2：仙灵脾 15 克。水煎服，1 日 1 剂。

☆茯神

☆当归

☆黄芪

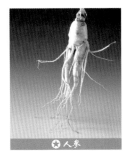
☆人参

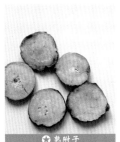
☆熟附子

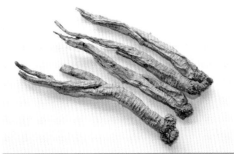
☆党参

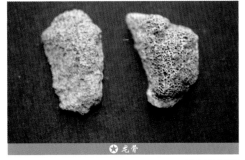
☆龙骨

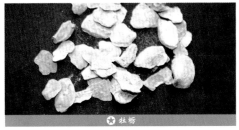
☆牡蛎

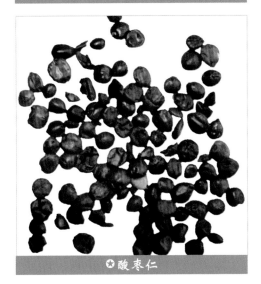
☆酸枣仁

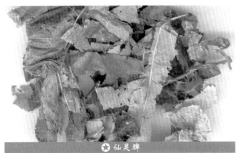
☆仙灵脾

按摩疗法

点按心俞穴

【定位】位于背部，当第5胸椎棘突下，旁开1.5寸。

【按摩】用双手拇指点按心俞穴3～5分钟，力度适中，手法连贯，至局部有酸胀感即可。

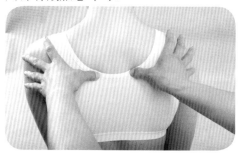

按揉膈俞穴

【定位】位于背部，当第7胸椎棘突下，旁开1.5寸。

【按摩】用两手拇指指腹同时用力，按顺时针方向按揉膈俞穴约2分钟，然后按逆时针方向按揉约2分钟，以局部出现酸、麻、胀感觉为佳。

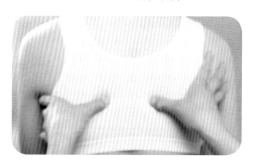

点按神门穴

【定位】位于腕部，腕掌侧横纹尺侧端，尺侧腕屈肌腱的桡侧凹陷处。

【按摩】用拇指点按神门穴3～5分钟，力度适中，手法连贯，至局部有酸胀感即可。

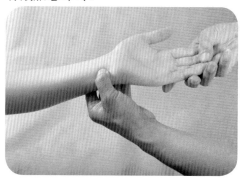

点按内关穴

【定位】位于前臂掌侧，当曲泽与大陵的连线上，腕横纹上2寸，掌长肌肌腱与桡侧腕屈肌肌腱之间。

【按摩】用拇指或食指点按内关穴约1分钟，以局部感到酸胀并向腕部和手放射为佳。

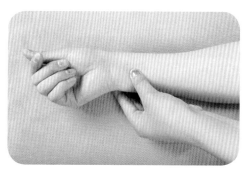

专家解析

　　点按心俞、膈俞，以健脾益气、补益心气、行气活血；点按神门、内关，以补心安神、通络宁心、理气和胃。四穴配伍共达养血、补心、安神之效。

艾灸疗法

灸心俞穴

【定位】位于背部，当第5胸椎棘突下，旁开1.5寸。

【艾灸】每日1～2次，艾条间接灸10～15分钟，10次为1疗程。

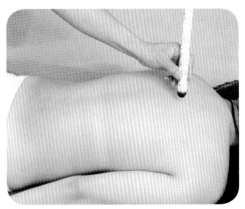

灸内关穴

【定位】位于前臂掌侧，当曲泽与大陵的连线上，腕横纹上2寸，掌长肌肌腱与桡侧腕屈肌肌腱之间。

【艾灸】每日1～2次，艾条间接灸10～15分钟，10次为1疗程。

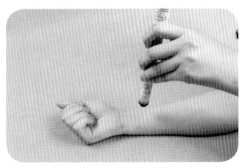

灸神门穴

【定位】位于腕部，腕掌侧横纹尺侧端，尺侧腕屈肌肌腱的桡侧凹陷处。

【艾灸】每日1～2次，艾条间接灸10～15分钟，10次为1疗程。

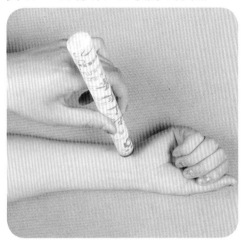

灸巨阙穴

【定位】位于上腹部，前正中线上，当脐中上6寸。

【艾灸】每日1～2次，艾条间接灸10～15分钟，10次为1疗程。

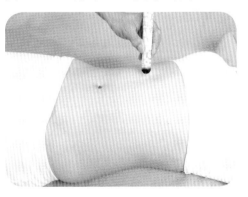

专家解析

心俞可调节心脏功能，内关可调控血压，神门益心安神、通经活络，与安神宁心、宽胸止痛之效的巨阙配伍，可预防心律失常。

刮痧疗法

刮拭膈俞穴

【定位】位于背部，当第7胸椎棘突下，旁开1.5寸。

【刮拭】用面刮法刮拭背部双侧膈俞穴3～5分钟。

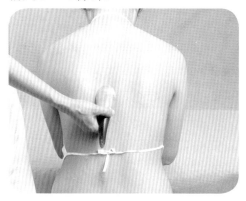

刮拭膻中穴

【定位】位于胸部，前正中线上，两乳头连线的中点。

【刮拭】以面刮法刮拭膻中穴，潮红出痧即可。

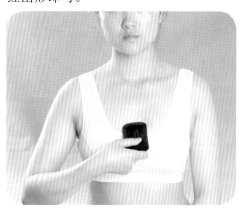

刮拭太溪穴

【定位】位于足内侧内踝后方，当内踝尖与跟腱之间的凹陷处。

【刮拭】以面刮法太溪穴，力度适中，以局部皮肤潮红出痧为度。

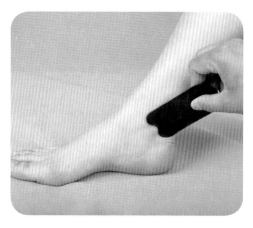

刮拭三阴交穴

【定位】位于小腿内侧，当足内踝尖上3寸，胫骨内侧缘后方。

【刮拭】以面刮法从上向下刮拭下肢三阴交穴3～5分钟。

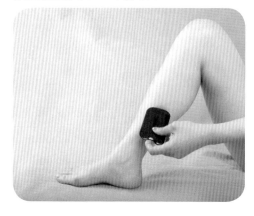

专家解析

　　膈俞可养血和营，膻中可畅通心脉，太溪可滋阴益肾，与有降压作用的三阴交合用，可有效预防心律失常。

拔罐疗法

拔罐心俞穴

【定位】位于背部，当第5胸椎棘突下，旁开1.5寸。

【拔罐】让患者取俯卧位，用中号口径玻璃火罐，在穴位吸拔至皮肤潮红为度，每日或隔日1次，5～7次为1疗程。

拔罐肺俞穴

【定位】位于背部，当第3胸椎棘突下，旁开1.5寸。

【拔罐】让患者取俯卧位，用中号口径玻璃火罐，在穴位吸拔至皮肤潮红为度，每日或隔日1次，5～7次为1疗程。

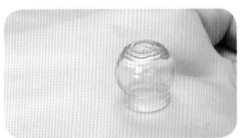

拔罐脾俞穴

【定位】位于背部，当第11胸椎棘突下，旁开1.5寸。

【拔罐】让患者取俯卧位，用中号口径玻璃火罐，在穴位吸拔至皮肤潮红为度，每日或隔日1次，5～7次为1疗程。

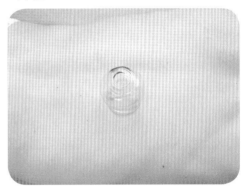

拔罐厥阴俞穴

【定位】位于背部，当第4胸椎棘突下旁开1.5寸处。

【拔罐】让患者取俯卧位或坐位，用中号口径玻璃火罐，在穴位吸拔至皮肤潮红为度，每日或隔日1次，5～7次为1疗程。

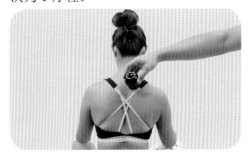

专家解析

心俞可调节心脏功能，肺俞可清热解表，脾俞健脾和胃、利湿升清，与宽胸理气、活血止痛的厥阴俞穴配伍，可预防心律失常。

高脂血症

病因病机

高脂血症指血液胆固醇和三酯甘油的浓度超过正常值。其病因与过食肥甘、肥胖，精神焦虑紧张、吸烟、喝大量咖啡及遗传因素有关，常继发于糖尿病、动脉粥样硬化、肾病综合征、慢性胰腺炎。临床可见患者血胆固醇高于 240 毫克 / 分升，三酯甘油高于 200 毫克 / 分升，其中一项或两项增高，一般无明显临床症状，偶有短暂的胸闷憋气。主要体征有黄色瘤，好发于眼睑、肌腱、肘、膝、臂部皮下组织。患者体型肥胖、肝脾肿大。

高脂血症常是冠心病、心肌梗死等疾病的先导，因此要积极防治。

常用验方

1. 决明子、何首乌、桑寄生、芹菜籽，可任选 1 味，每天煎服 15～30 克。

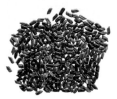
★决明子

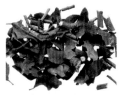
★桑寄生

2. 生首乌、菊花、熟地黄、麦冬、夜交藤、沙参、玄参、合欢皮各 15 克，白芍、鸡冠花各 10 克，每天 1 剂，水煎分 2 次服。

★菊花

★熟地黄

★夜交藤

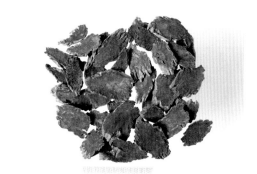
★玄参

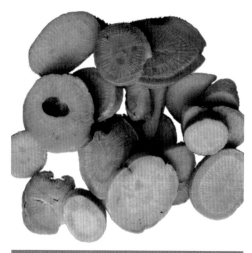
★白芍

按摩疗法

指推膻中穴

【定位】位于胸部，前正中线上，两乳头连线的中点。

【按摩】用中指指腹自下而上推膻中穴约2分钟，以局部出现酸、麻、胀感觉为佳。

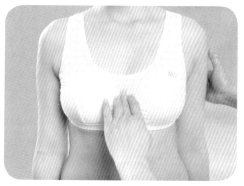

推揉上脘穴

【定位】位于上腹部，前正中线上，脐上5寸处。

【按摩】用拇指指腹按揉上脘穴2～3分钟，力度适中，以有酸胀感为佳。

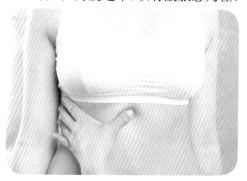

按压建里穴

【定位】位于上腹部，前正中线上，当脐中上3寸。

【按摩】用拇指指腹按压建里穴约30秒，然后按顺时针方向按揉约2分钟，以局部出现酸、麻、胀感觉为佳。

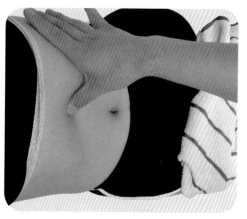

按揉关元穴

【定位】位于脐中下3寸，腹中线上，仰卧取穴。

【按摩】用拇指指腹轻轻点按关元穴约2分钟，以局部有温热的感觉并持续向腹部渗透为有效。

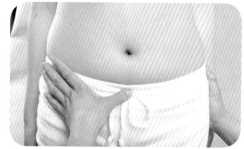

专家解析

　　膻中可畅通心脉不气滞，关元具有缓解头晕的作用，配合建里和上脘的降逆宁神，可以治疗瘀血的病症。

艾灸疗法

灸神阙穴

【定位】位于腹中部，脐中央。

【艾灸】手执艾条以点燃的一端对准神阙穴，距离皮肤 1.5～3 厘米，左右方向平行往复或反复旋转施灸。每日灸 1～2 次，每次灸 10～15 分钟。

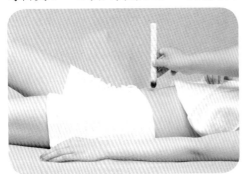

灸关元穴

【定位】位于脐中下 3 寸，腹中线上，仰卧取穴。

【艾灸】手执艾条以点燃的一端对准关元穴，距离皮肤 1.5～3 厘米，左右方向平行往复或反复旋转施灸，以感到施灸处温热、舒适为度。

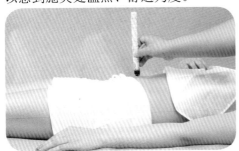

灸足三里穴

【定位】位于外膝眼下 3 寸，距胫骨前嵴 1 横指，当胫骨前肌上。

【艾灸】点燃艾条对准足三里穴，距离皮肤 1.5～3 厘米，以感到施灸处温热、舒适为度。每次灸 10～15 分钟，灸至皮肤产生红晕为止。

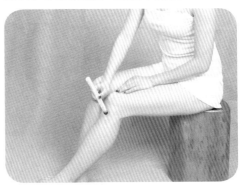

灸大椎穴

【定位】位于颈部下端，背部正中线上，第 7 颈椎棘突下凹陷中。

【艾灸】宜采用回旋灸。手执艾条以点燃的一端对准大椎穴，距离皮肤 1.5～3 厘米，以感到施灸处温热、舒适为度。

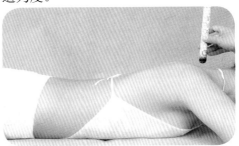

专家解析

神阙可平血脂，大椎可祛风散寒，配合六腑之病皆可用的关元和足三里，可治疗因体寒引起的瘀血阻滞。

刮痧疗法

刮拭大椎穴

【定位】位于颈部下端，背部正中线上，第 7 颈椎棘突下凹陷中。

【刮拭】以面刮法从上向下刮拭大椎穴，以出痧为度。

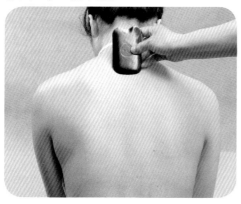

刮拭膈俞穴

【定位】位于背部，当第 7 胸椎棘突下，旁开 1.5 寸。

【刮拭】用面刮法刮拭背部双侧膈俞穴 3 ～ 5 分钟。

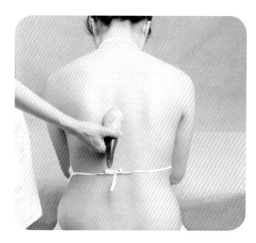

刮拭心俞穴

【定位】位于背部，当第 5 胸椎棘突下，旁开 1.5 寸。

【刮拭】用面刮法刮拭背部双侧心俞穴，力度略重，以皮肤出痧为度。

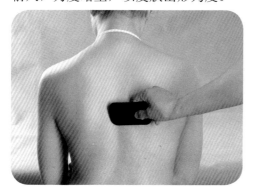

刮拭脾俞穴

【定位】位于背部，当第 11 胸椎棘突下，旁开 1.5 寸。

【刮拭】以面刮法刮拭背部两侧脾俞穴，以皮肤出痧为度。

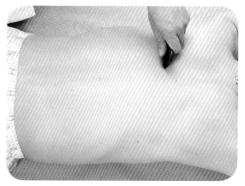

专家解析

　　大椎可祛风散寒，脾俞可利湿升清，心俞可通络安神，配合具有活血理气的膈俞刮痧，可以有效治疗高脂血症。

拔罐疗法

拔罐大椎穴

【定位】位于颈部下端，背部正中线上，第 7 颈椎棘突下凹陷中。

【拔罐】将罐吸拔在大椎穴上，留罐 10 分钟左右，拔至皮肤潮红为止。

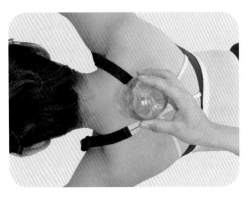

拔罐曲池穴

【定位】位于肘横纹的外侧端，屈肘时当尺泽与肱骨外上髁连线中。

【拔罐】把罐吸拔在曲池穴位上，留罐 10 分钟，拔至皮肤潮红为止。

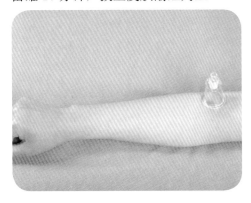

拔罐阳陵泉穴

【定位】位于膝盖斜下方，小腿外侧之腓骨小头稍前凹陷中。

【拔罐】把罐吸拔在阳陵泉穴位上，留罐 10 分钟，拔至皮肤潮红为止。

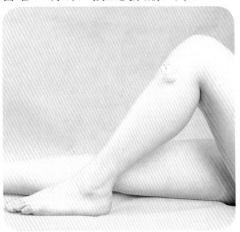

拔罐足三里穴

【定位】位于外膝眼下 3 寸，距胫骨前嵴 1 横指，当胫骨前肌上。

【拔罐】把罐吸拔在足三里穴位上，留罐 3 ～ 5 分钟，拔至皮肤潮红为止。

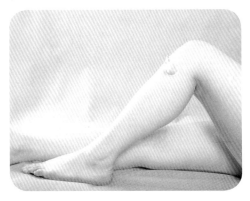

专家解析

　　大椎可祛风散寒，曲池可以降逆活络，阳陵泉可疏肝解郁，配合六腑之病皆可用的足三里，可维持血脂稳定。

偏头痛

病因病机

偏头痛是血管性头痛的一种，老年人常有发生。中医属于"头痛"范畴，认为由于起居不慎，感受风、寒、湿、热及时邪，情志失调、劳倦所伤、饮食不节、病后体虚、跌仆内伤等导致经气不舒、脉络闭塞、气血失调、清阳受阻、不通则痛。临床特点呈周期性发作，多则每日发作，少则数年发作一次。每次发作持续数小时、数天，甚至数十天。发作前常有左侧眼前或右侧眼前发花、闪光、闪星火等视幻觉，头痛常在视幻觉消失后的对侧头部出现，可扩散到整个头部。部位以颞、额、眼眶后为多见。病因与全身感染发热、癫痫发作后、急性颅脑外伤、过敏反应、高空缺氧、高血压、月经期以及血管自身病变有关。

平时的调养对减少偏头痛的发生很有益处。

常用验方

1. 白芷、川芎各 21 克，羌活、防风、柴胡、荆芥各 9 克。每日 1 剂，水煎 2 次，早晚分服。

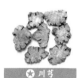
★ 川芎　　★ 防风　　★ 柴胡

2. 炙全蝎、钩藤、紫河车各 18 克。共研细末，装囊（每粒含生药 0.3 克），0.9 克 / 日，分 3 次口服。

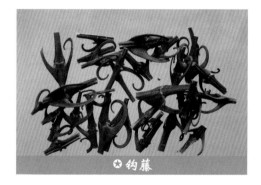
★ 钩藤

3. 白芷 12 克，苍耳子 30 克。加水 3 碗，煎至大半碗服。

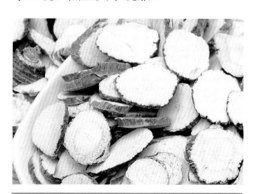
★ 白芷

按摩疗法

按揉太阳穴

【定位】位于耳郭前面，前额两侧，外眼角延长线的上方，由眉梢到耳朵之间大约1/3的地方，用手触摸最凹陷处就是太阳穴。

【按摩】两手中指同时用力，按顺时针方向按揉太阳穴约2分钟，然后按逆时针方向按揉约2分钟，以局部出现酸、麻、胀感觉为佳。

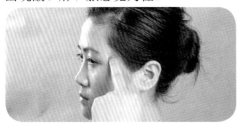

按揉头维穴

【定位】位于头侧部，当额角发际上0.5寸，头正中线旁4.5寸。

【按摩】用双手拇指指腹按压头维穴，自下向上按摩1分钟，再自上向下按摩1分钟。然后用双侧掌根按压住两侧头维穴后缓缓揉动20次。

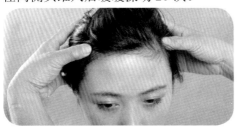

按揉风池穴

【定位】位于项部，当后头骨下，两条大筋外缘凹陷中。

【按摩】用双手拇指指腹或食指、中指两指并拢，用力环行揉按风池穴，同时头部尽力向后仰，以局部出现酸、沉、重、胀感为宜。

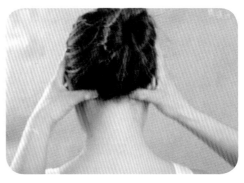

按揉上星穴

【定位】位于头部，当前发际正中直上1寸。

【按摩】用拇指按顺时针方向按揉上星穴约2分钟，然后按逆时针方向按揉约2分钟，以局部出现酸、麻、胀感觉为佳。

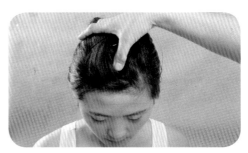

专家解析

太阳为治疗头昏的首要穴，头维可通血脉，风池可平肝息风治头痛，与可降浊升清的上星合用，可有效缓解偏头痛。

艾灸疗法

灸太阳穴

【定位】位于颞部，当眉梢与目外眦之间，向后约 1 横指的凹陷处。

【艾灸】用温和灸灸太阳穴，每日灸 1 次，每次灸 3～5 分钟，灸至皮肤产生红晕为止。

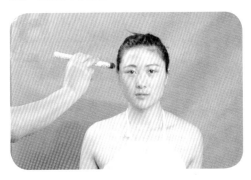

灸率谷穴

【定位】位于头部，当耳尖直上入发际 1.5 寸，角孙穴直上方。

【艾灸】宜采用雀啄灸。每日灸 1 次，每次灸 5～10 分钟。

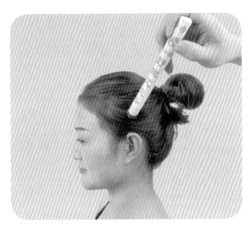

灸百会穴

【定位】位于头部，头顶正中心。

【艾灸】宜采用雀啄灸。每日灸 1 次，每次灸 5～10 分钟。

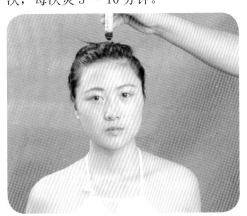

灸会宗穴

【定位】位于腕上 3 寸支沟穴尺侧，当尺骨的**桡侧缘**。

【艾灸】用艾条温和灸法每日灸 1 次，每次灸 5～10 分钟。

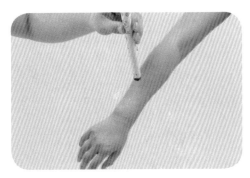

专家解析

　　太阳为治疗头昏的首要穴，百会可缓解疲劳，率谷可收降湿浊，与可安神定志、疏通经络的会宗配伍，可预防偏头痛。

刮痧疗法

刮拭足三里穴

【定位】位于小腿前外侧，当犊鼻下3寸，距胫骨前缘1横指（中指）。

【刮拭】用面板法从上向下刮拭足三里穴，力度适中，以局部皮肤潮红出痧为度。

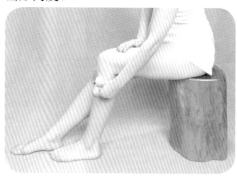

刮拭支沟穴

【定位】位于前臂背侧，当阳池与肘尖的连线上，腕背横纹上3寸，尺骨与桡骨之间。

【刮拭】用面刮法从上向下刮拭支沟穴3～5分钟。

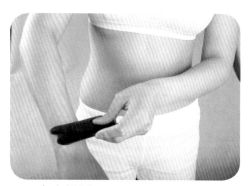

刮拭合谷穴

【定位】位于第1、第2掌骨间，当第2掌骨桡侧的中点处。

【刮拭】用平面按揉法按揉合谷穴3～5分钟，以有酸胀感为佳。

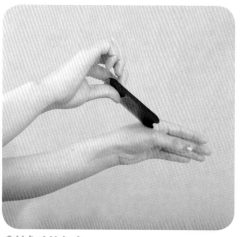

刮拭列缺穴

【定位】位于前臂桡侧缘，桡骨茎突上方，腕横纹上1.5寸，当肱桡肌与拇长展肌肌腱之间。

【刮拭】用角刮法从上向下刮拭列缺穴3～5分钟，力度微重，以出痧为度。

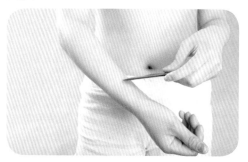

专家解析

足三里六腑之病皆可用，支沟可疏利三焦，合谷可改善脑部血液循环，与可通经活络、通调任脉的列缺配伍，可有效防治偏头痛。

拔罐疗法

拔罐心俞穴

【定位】位于背部，当第5胸椎棘突下，旁开1.5寸。

【拔罐】用中号口径玻璃火罐，在穴位吸拔至皮肤潮红为度。

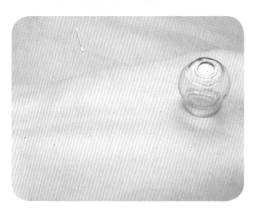

拔罐脾俞穴

【定位】位于背部，当第11胸椎棘突下，旁开1.5寸。

【拔罐】用中号口径玻璃火罐，在穴位吸拔至皮肤潮红为度。

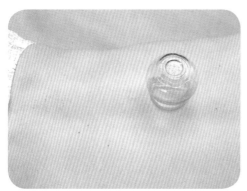

拔罐肝俞穴

【定位】位于背部，当第9胸椎棘突下，旁开1.5寸。

【拔罐】先把罐吸拔在肝俞穴上，以皮肤潮红发紫出现瘀点为止。

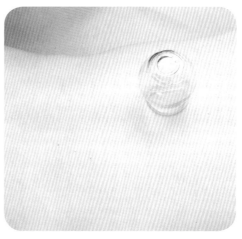

拔罐肾俞穴

【定位】位于腰部，当第2腰椎棘突下，旁开1.5寸。

【拔罐】把罐吸拔在肾俞穴上，留罐10～15分钟，注意观察罐皮肤变化，以皮肤充血为度。

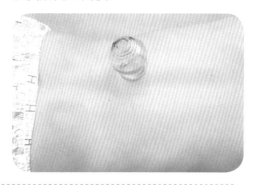

专家解析

　　心俞可调节心脏功能，肝俞和肾俞可散发肝脏之热，与可除湿热之气的脾俞合用，可缓解偏头痛。

动脉粥样硬化

病因病机

动脉粥样硬化是血管病中常见而最重要的一种。各种动脉硬化的共同特点是动脉发生了非炎症性、退行性和增生性的病变，导致管壁增厚变硬，失去弹性和管腔缩小。动脉粥样硬化的特点是在上述病变过程中，受累动脉的病变从内膜开始。动脉粥样硬化主要累及体循环系统的大型弹力型动脉（如主动脉）和中型肌弹力型动脉（主要是冠状动脉和脑动脉，其他肢体动脉及肾动脉等次之，肺循环动脉极少受累）。由病变的部位不同，可出现不同的临床表现，如冠心病，脑动脉硬化症等。

中医认为，此病多由于饮食不节、过食肥甘厚味之物，加之脾虚湿盛，痰饮内停，或经常肝郁不舒，气滞血瘀而成。

常用验方

1. 郁金 10 克，木香 3～6 克，甘草 3 克。水煎服，每日 1 剂。适用于冠心病胸满闷、胸痛、憋气者。

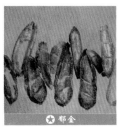

★ 郁金

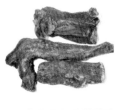

★ 木香

2. 山楂 100 克，桃仁 60 克，蜂蜜 250 克。将山楂、桃仁打碎，入锅中，水煎 2 次，去渣合汁 2 碗，将药汁同蜂蜜共盛瓷盆中，加盖，上锅隔水蒸 1 小时，离火，冷却，装瓶备用。每日 2 次，每次 1 匙，饭后开水冲服。适用于动脉粥样硬化、冠心病、高血压病等。

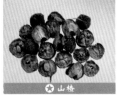

★ 山楂

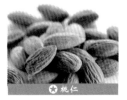

★ 桃仁

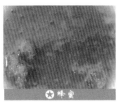

★ 蜂蜜

3. 槐花、山楂各 10 克。水煎代茶饮。每日 1 剂。

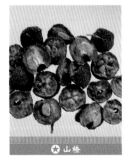

★ 山楂

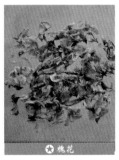

★ 槐花

按摩疗法

推按印堂穴

【定位】位于前额部，当两眉头间连线与前正中线之交点处。

【按摩】用拇指或中指指腹按住印堂穴，做上下推的动作，先向上推至发际10～20次后，再向下推至鼻梁10～20次。

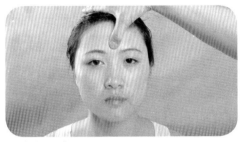

按揉百会穴

【定位】位于头部，头顶正中心。

【按摩】用拇指按压百会穴约30秒，按顺时针方向按揉约1分钟，然后按逆时针方向按揉约1分钟，以局部出现酸、麻、胀感向头部四周放射为佳，每日2～3次。

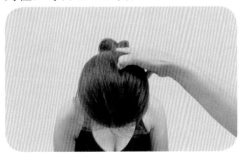

指推膻中穴

【定位】位于胸部，前正中线上，两乳头连线的中点。

【按摩】用拇指或中指自下而上推膻中穴约2分钟，以局部出现酸、麻、胀感觉为佳。

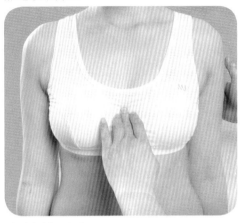

点按关元穴

【定位】位于脐中下3寸，腹中线上，仰卧取穴。

【按摩】用拇指指腹轻轻点按关元穴约2分钟，以局部有温热的感觉并持续向腹部渗透为有效。

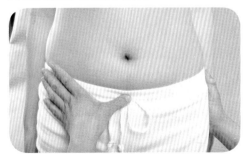

专家解析

膻中可畅通心脉不气滞，关元具有缓解头晕的作用，配合印堂和百会的清头明目、疏通经络可以治疗动脉粥样硬化引起的头昏、头痛。

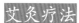

艾灸疗法

灸气海穴

【定位】位于下腹部，前正中线上，当脐中下 1.5 寸。

【艾灸】用艾条雀啄灸法，每次灸 10 分钟，以皮肤微红为度。每日 1 次，10 次为 1 疗程。

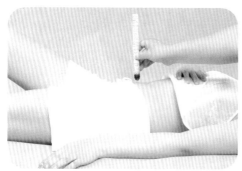

灸关元穴

【定位】位于脐中下 3 寸，腹中线上，仰卧取穴。

【艾灸】用艾条雀啄灸法，每次灸 10 分钟，以皮肤微红为度。每日 1 次，10 次为 1 疗程。

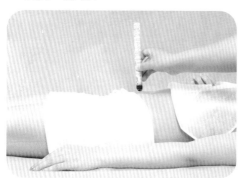

灸风府穴

【定位】位于项部，当后发际正中直上 1 寸，枕外隆凸直下，两侧斜方肌之间凹陷处。

【艾灸】用艾条雀啄灸法，每次灸 10 分钟，以皮肤微红为度。每日 1 次，10 次为 1 疗程。

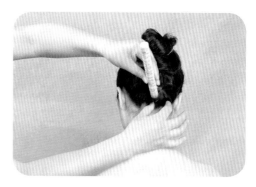

灸足三里穴

【定位】位于外膝眼下 3 寸，距胫骨前嵴 1 横指，当胫骨前肌上。

【艾灸】用艾条温和灸法，每次灸 10 分钟，以皮肤微红为度。每日 1 次，10 次为 1 疗程。

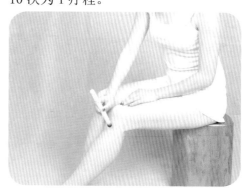

专家解析

气海益气助阳，关元培肾壮阳，风府散热吸湿，配合六腑之病皆可用的足三里，可防治动脉粥样硬化。

拔罐疗法

拔罐大椎穴

【定位】位于颈部下端，背部正中线上，第7颈椎棘突下凹陷中。

【拔罐】用刺络拔罐法将罐吸拔在大椎穴上，留罐15分钟左右，拔至皮肤潮红为止。

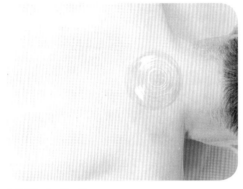

拔罐心俞穴

【定位】位于背部，当第5胸椎棘突下，旁开1.5寸。

【拔罐】用刺络拔罐法将罐吸拔在心俞穴上，留罐15分钟左右，拔至皮肤潮红为止。

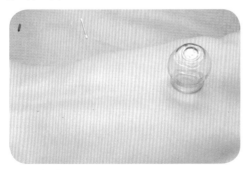

拔罐膻中穴

【定位】位于胸部，前正中线上，两乳头连线的中点。

【拔罐】用刺络拔罐法将罐吸拔在膻中穴上，留罐15分钟左右，拔至皮肤潮红为止。

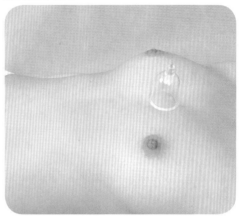

拔罐厥阴俞穴

【定位】位于背部，当第4胸椎棘突下旁开1.5寸处。

【拔罐】用刺络拔罐法将罐吸拔在厥阴俞穴上，留罐15分钟左右，拔至皮肤潮红为止。

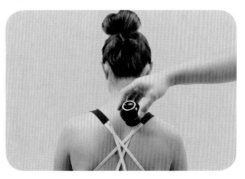

专家解析

　　大椎可祛风散寒，心俞可调节心脏功能，膻中理气止痛，与宽胸理气、活血止痛的厥阴俞配伍，可防治动脉粥样硬化。

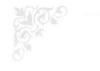

冠心病

病因病机

冠心病是由冠状动脉粥样硬化而引起心肌缺血、缺氧的一种心脏病。一般认为由于长期精神刺激、饮食不当、喜静少动、年老体弱、肥胖等，导致脂质代谢紊乱，血液内胆固醇、脂蛋白等脂质过多在动脉内膜中沉积，形成斑块，使动脉壁失去弹性而变硬，以后在其深部发生崩溃，软化形成粥样物，冠脉管腔狭窄，部分分支甚至闭塞，使心脏供血量减少而发病。病轻时，可无自觉症状，严重者可引起心绞痛、心肌梗死、心律失常、心力衰竭等。冠心病的临床特征是：胸骨后、心前区出现发作性或持续性疼痛或憋闷，疼痛常放射到颈、臂或上腹部。

中医认为本病由劳伤心脾，痰饮内生，肝郁伤阴或年高肾虚所致。心阳不振，痰瘀阻络是其主要矛盾。属于"真心痛""胸痹""厥心痛"等范畴。治则需调阴阳、通经络。

常用验方

1. 血府逐瘀汤：当归、赤芍、川芎、桃仁、红花、柴胡、枳壳各 10 克。适用心血瘀阻之胸痹，症见胸刺痛，固定不移，舌质紫暗，脉沉涩等。

★当归　　★赤芍药　　★川芎

2. 瓜蒌薤白半夏汤：瓜蒌 15 克，制半夏、薤白各 10 克。适用于痰浊壅塞之胸痹，症见胸闷如窒而痛，气短喘促，痰多，苔浊腻等。

★全瓜蒌　　★制半夏　　★薤白

3. 瓜蒌薤白白酒汤：瓜蒌、薤白各 15 克，白酒适量。可加枳实、桂枝、熟附子、檀香各 10 克，丹参 15 克。适用于胸痛彻背、遇寒痛甚、面色苍白、四肢厥冷等阴寒凝滞所引起的胸痹。

 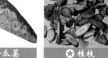 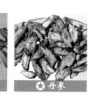
★全瓜蒌　　★桂枝　　★丹参

按摩疗法

按揉心俞穴

【定位】位于背部，当第5胸椎棘突下，旁开1.5寸。

【按摩】用双手拇指指腹按揉心俞穴3～5分钟，力度适中，手法连贯，至局部有酸胀感即可。

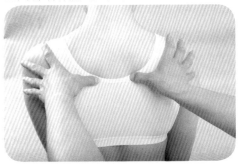

按揉膈俞穴

【定位】位于背部，当第7胸椎棘突下，旁开1.5寸。

【按摩】用两手拇指指腹同时用力，按顺时针方向按揉膈俞穴约2分钟，然后按逆时针方向按揉约2分钟，以局部出现酸、麻、胀感觉为佳。

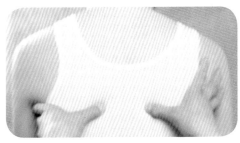

按揉肺俞穴

【定位】位于背部，当第3胸椎棘突下，旁开1.5寸。

【按摩】用双手拇指指腹按揉肺俞穴3～5分钟，力度适中，手法连贯，至局部有酸胀感即可。

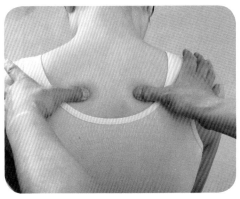

点按内关穴

【定位】位于前臂掌侧，当曲泽与大陵的连线上，腕横纹上2寸，掌长肌肌腱与桡侧腕屈肌肌腱之间。

【按摩】按摩者左手托着被按摩者的前臂，右手拇指或食指点按内关穴约1分钟，以局部感到酸胀并向腕部和手放射为佳。

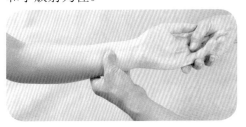

专家解析

　　按揉心俞、膈俞、肺俞，以健脾益气、补益心气、行气活血；点按内关，以补心安神、通络宁心。四穴配伍共达养血、补心、安神之效，可有效缓解冠心病的不适症状。

刮痧疗法

刮拭大椎穴

【定位】位于颈部下端，背部正中线上，第7颈椎棘突下凹陷中。

【刮拭】以面刮法从上向下刮拭大椎穴，以出痧为度。

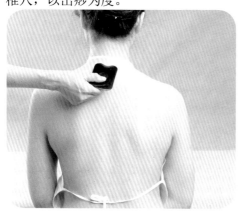

刮拭内关穴

【定位】位于前臂掌侧，当曲泽与大陵的连线上，腕横纹上2寸，掌长肌肌腱与桡侧腕屈肌肌腱之间。

【刮拭】以面刮法刮拭上肢腕部内关穴，以出痧为度。

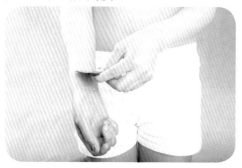

刮拭神堂穴

【定位】位于背部，当第5胸椎棘突下，旁开3寸。

【刮拭】用面刮法刮拭背部两侧神堂穴，力度略重，以皮肤出痧为度。

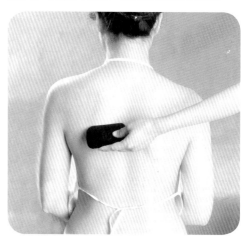

刮拭心俞穴

【定位】位于背部，当第5胸椎棘突下，旁开1.5寸。

【刮拭】用面刮法刮拭背部两侧心俞穴，力度略重，以出痧为度。

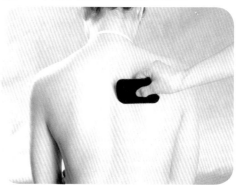

专家解析

大椎可以气壮阳，神堂可调控神经，内关可调控血压，与心俞配伍，可有效预防冠心病。